靈魂淨化養生法

運用潛意識療癒，
擺脫疾病活出健康人生

保羅．亞伯拉罕 著 吳威廉 編譯

晨星出版

前言

我長期在全球從事細胞記憶碼的療癒諮詢，以人的天賦能量建立一套身體的淨化系統，透過多年的臨床個案治療中證實，許多疾病確實是可以透過身體與靈魂淨化提前預防的。而在探究疾病的生成因果與治療過程中，也發現人們往往在無意識的狀況下，將許多負面訊息（情緒、言語、集體恐懼），植入自己的身體細胞裡，當這些負面訊息持續地累積到一定程度，自然演變成重大的疾病。

而爲了從根源探究並杜絕疾病的產生，於是有了出版此書的想法，希望能以這樣的方式，讓更多人擺脫疾病之苦——從解開疾病與靈魂之間的關係開始淨化。而靈魂淨化也將會是未來人類身體疾病的主軸醫學。

運用靈魂淨化養生法，你將創造不可思議的重生力：

1. 理解：疾病的爆發

我們總認爲疾病的產生是無預警的，其實很多時候在我們尚未罹患疾病前，疾病的訊息層面早已經出現，只是被我們忽略了。這些疾病的訊息，可能來自過去世的未平衡業力，或是今世不愛惜自己的身體所造成的負面訊息，無論哪一種，都是我們細胞記憶碼長期累積負面能量，所造成的結果。這些疾病的訊息如果沒有清理或消除，最終必然會在設定的時間點罹患疾病，因爲這是宇宙法則的作用。

2. 清除：創傷效應

很多人過往痛苦的經驗與未解決的心理問題，會形成擴張性的創傷效應，深深烙印在身體的細胞記憶裡，當一個人承受著肉體或內心極大痛苦時，即使意識不清楚，創傷依然會進入身體的細胞記憶中，重演反覆的問題與狀況。

3. 提升：肉體保護場

忽視自己身體運作的狀況，將引發更大的危機，事實上，我們的肉體是一具更高層次的科學工具，它能夠每分每秒自然的運轉且過濾死亡細胞以及排出身體毒素，這是現今科學無法模仿與比擬的。請從本書開始提升肉體的保護場，避免保護場破洞，並試著清理疾病的根源。

保羅・亞伯拉罕

目錄

Chapter 2

啟動細胞記憶碼的創造力量……49

目錄

目錄

目錄

Chapter 3

目錄

Chapter 4

目錄

Chapter 6

Chapter 7 身體營養素……191

目錄

Chapter 1

奇蹟療癒

人們總是在罹患疾病，失去健康後，才會懂得健康的重要。

為何我會突然罹患重病？疾病根源到底是什麼？罹患疾病能夠痊癒嗎？種種的健康問題在失去健康後，從人們的內心深處浮出檯面，然而很多問題卻永遠無法解答。

如果人們能夠提早知道問題的眞相，清楚罹患重病的根源，並且提早對自己的肉體進行療癒，就能持續維持平衡的狀態，跳脫疾病帶來的痛苦與悲傷。

如果我們能時常感恩與懺悔，與肉體的意識重新建立好的連接，它自然會加速自己的修復，讓我們免於疾病的痛苦。

創傷的效應

很多人內在的創傷，會形成創傷效應，深深烙印於細胞記憶碼中，當一個人承受肉體或是內心極大的痛苦時，即使他們的意識不清楚，創傷依然會植入他們的細胞記憶碼中，持續的堆積，形成糾纏的業力，進而在生生世世中，不停地影響人們的生活，持續地遭受創傷所產生的痛苦效應。

人們造成創傷的情況，不一定是眞實發生的情境，很多時候創傷是在無意識情況下造成的，廣義來說，當人們接觸到創傷因子時，就有可能造成創傷。每個人對應到的創傷因子不同，有些人可能對應某些負面的言語、或是受到負面的對待、甚至受到負面思維的影響，都有可能使一個人產生創傷，因此遠離負面的事物，是減少創傷產生的良好方式。

另一種創傷，則是集體的創傷、歷史的創傷或是祖先的創傷，像是大規模的戰爭、嚴重的天災、歷史性的破壞、家族性的功課等，這些狀況會造成集體人們在心中留下深刻的創傷，這些創傷會存在於細胞記憶碼中，對你此生與未來產生影響，直到創傷得到療癒爲止。

我們很多人此生沒經歷過創傷經驗，然而在接觸某些人事物的同時，往往受到創傷的折磨，人們通常會怨天尤人、迷惘以及失去人生方向。事實上，每個人必然都帶著某些過去世的創傷來到人世，可能是過去世受到身體嚴重傷害，或是內心遭受別人嚴重的傷害，這些創傷經驗不會消失，會留在你的細胞記憶碼中，當你重新接觸相同的人事物時，就會重新創造相同的創傷痛苦。

透過細胞記憶療法，能開啓每個人內在奇蹟面的療癒力，這股力量能清除內心中過去世堆積的創傷，讓你不再受到創傷的情境所苦，能眞正從長久的創傷中得到療癒。

疾病的爆發

人們認爲疾病的產生是無預警的，其實很多時候人們在未罹患疾病前，疾病的訊息層面早已經出現，只是人們無法覺察，這些疾病的訊息，可能來自過去世的未平衡業力，或是今世不愛惜自己的肉體所造成的負面訊息，無論是哪一種，都是人們的細胞記憶碼長期累積負面能量，所造成的結果。

事實上，大部分疾病的根源都來自過去未平衡的能量，也就是細胞記憶碼中存在過去世的業力或是負面訊息，這些疾病的訊息如果沒有清理或消除，最終人們必然會在設定的時間點罹患疾病，因爲這是依循著宇宙的法則作用產生的。

細胞記憶療法的目的是在疾病未物質化前，也就是人們未罹患疾病前，就透過懺悔、感恩與愛的奇蹟療癒力，將隱藏在人們細胞記憶碼中的疾病訊息清理或是消除。一旦疾病的訊息遭到清理或消除，人們自然跳脫患病的劇本，不再罹患嚴重的疾病，讓肉體維持在健康的狀態。

疾病總在無意識中累積

人們可能認爲疾病是突然的產生，實際上，很多時候疾病是人們在無意識中惡性循環所累積的結果，這種惡性循環由業力驅使，在未平衡的業力作用時，人們的思考、言語與行動會變得負面，會造成業力的持續累積，而持續累積的業力，又讓人們思考、言語與行動持續地負面，這種無意識的負面循環，長久下來就會讓人們產生疾病。

過去有位貿易商人，他寄信找我諮商，信中提到他的身體狀況非常糟糕，由於長期的工作壓力，使得他罹患嚴重的心血管疾病，讓他的心臟常常莫名絞痛，甚至痛得喘不過氣。

我透過信件的訊息，觀察這位商人的檔案，透過細胞記憶療法協助他清理過去世的業力，此時靈感顯示：「他的意識根本不想活。」，我將接到的靈感訊息傳遞給他，他完全不敢相信，他的靈魂進一步提到：「當我長期吸菸的同時，其實就是向宇宙宣示自己不在乎身體的狀態。」我將他靈魂傳遞的訊息轉達，他聽到之後產生強烈的共鳴。

很多人其實都在無意識的狀態下，傳遞出破壞身體的訊息，這些訊息具有強大的創造力以及擴散作用，會在未來創造出疾病的情境，因此很多時候，疾病都是我們自己所創造的。

很多人討厭暴力與虐待，然而他們不清楚，忽略自己的肉體的同時，其實就是對自己的肉體施暴與虐待，這是一種無聲無息的暴力行為。

過去我有許多罹患重病的案例，他們的靈魂都傳遞給我一個共同的訊息：「他們的意識根本不愛惜肉體，也就是根本沒有想要活下去的意念。」很多時候我會協助這些重病的案例，進行清理的工作，然而這些案例的意識，依然選擇忽視自己肉體的狀態，因此他們很難從重病中痊癒。

透過細胞記憶療法進行清理，就是為自己的肉體與靈魂負責，這是對自己人生的完美承諾，為了開創更美好的未來。

如果我們承諾疼惜自己的肉體，如同疼惜自己的家人與愛人，並且疼惜自己活著的每分每秒，則自己的人生即將得到重大的改變。我們在炫麗的物質世界中，已經遺忘人生的真實意義與價值，透過細胞記憶療法進行清理，是讓你重新找回自我價值與自信，更珍惜自己的肉體以及此生的靈魂淨化機會。

疾病的根源

疾病的根源猶如洋蔥的心，唯有一層一層的剝開，才可能看見它的眞面目，疾病的根源跟你想得完全不一樣，原來是如此地複雜。

世間上的任何事物都有本末，事情皆有始有終，疾病的根源也是如此，只要我們知道前因後果，就能避免疾病的根源。疾病的根源來自過去的負面情緒、情境、思維等，它的本質是複雜但卻亂中有序。當我們了解疾病的本質後，我們將會開始重視自己的思維與情緒，不再採用頭痛醫頭，手痛醫手的治療方式。

事實上，人生的問題以及疾病的根源，都是相同的道理，不謀即合，它們都根本於能量的振動，如果我們能靜下心來坐下、闔眼、冥想，我們將感受與體驗能量根源的道理，它本是大自然的本質，早已存在你我的生活之中，身體狀況是內心能量的寫照，而情緒則是靈魂振動的投影。

如何保護好自己的能量場

身體的保護場是什麼?簡單來說，就是我們肉體每分每秒振動之下，所形成的能量場，它直接影響我們身體、心靈的健康狀態。當我們的肉體保護場遭受破壞，能量失去平衡時，肉體保護場低頻率的振動就會吸引負面的事物，來到我們的人生中。而負面的事物分成有形以及無形層面，有形層面就是吸引許多讓你身體產生疾病的細菌或是病毒，而無形層面像是吸引一些低頻率的特殊的靈體，在這些特殊靈體影響之下，我們在肉體上也會產生許多病痛。

一般情況下，在大環境中，若時常閱讀或談論令人恐懼的事物時，會造成肉體保護場產生破洞，且破洞會形成負面的循環，若沒有及時修補肉體的保護場，我們的氣就會越來越虛弱，最後可能影響愛情體，導致情緒產生，或是影響智慧體，讓我們的個性、行爲模式出現問題，甚至影響因果體，讓未平衡的業力提早作用，進而影響我們的生活。

要提升肉體的保護場，避免讓保護場破洞，除了注意飲食之外，時常懺悔與感恩尤其重要，因爲懺悔與感恩是脫離恐懼事物的捷徑，事實上，懺悔與感恩也就是細胞記憶療法的精髓所在，懺悔自己不珍惜肉體的總總事物，感恩自己擁有肉體的美好。

我們的肉體其實是更高層次的科學工具，它能夠每分每秒自然的運轉且維持在穩定的狀態，過濾死亡細胞以及排出身體毒素，這是現今科學無法模仿與比擬的，肉體本身是一個超乎現在科技的偉大創造。

我們能夠擁有如此偉大的創造，應該時時保持感恩，即使是在我們罹患疾病的時候，然而人們總是在生病時，處在悲憤不平的狀態，不僅沒有感恩肉體，反而讓肉體更崩壞與痛苦。當我們回到感恩與懺悔的狀態時，便能開啓內在的奇蹟療癒力，爲肉體注入全新的能量，提高肉體的免疫力以及機能，減少疾病的產生。

很多人認爲擁有肉體是件平凡的事，因此他們不懂得珍惜自己的肉體，不停地損害、摧殘、虐待自己的肉體，事實上，肉體也擁有某種程度的意識形態，它也會有自我的反應機制。

肉體與細胞記憶碼的連接

所有的物質都是由光子組成，光子構成所有的原子、分子，原子與分子再構成細胞，眾多相同功能的細胞形成組織，相同功能的組織又形成器官，許多類似功能的器官則形成系統，各種系統即構成我們偉大的肉體，事實上，每個人的肉體組成都是宇宙智慧給予我們最大的禮物，因此我們必須特別地珍惜。

光子每分每秒都在不停地振動，進而產生能量，而光子是組成肉體一切的根本元素，由此可知，不管是原子、分子、是細胞、組織、器官、系統以及肉體，每分每秒都在不停地振動，並且散發出頻率能量。簡單來說，當我們的肉體的振動頻率高時，會感到健康與活力，然而當肉體的振動頻率低時，會罹患疾病與產生痛苦。

肉體每分每秒都在振動，因此會產生基本能量保護場，當然肉體不同部位的能量場特質皆有所不同，這些能量場的頻率高低，對於肉體的影響也不盡相同。很多善於肉體療癒的專家，能夠透過修復肉體各部位的能量保護場，進而治療各種病痛。

肉體是我們細胞記憶碼的一部分，而我們的細胞記憶碼是緊密相連的，因此肉體與智慧體、愛情體與因果體都有連接的光子通道，稱爲細胞記憶碼連接通道，由此可知，肉體不同部位的狀態，也能反應出我們細胞記憶碼的狀態。

舉例來說，智慧體與我們的心靈狀態、靈性、第六感、智力等關係密切，在肉體中的細胞記憶碼通道，位於眉心延伸至頭頂的位子，並將能量擴散至全身。影響智力的細胞記憶碼通道位於大腦，因此ＩＱ高人一等的人，通常大腦的能量波動較高。影像靈性的細胞記憶碼通道位於頭頂，因此靈性高的人，頭頂通常會散發出不同顏色的光芒。影響我們心靈狀態的細胞記憶碼通道，位於心臟部位，因此心臟的能量高低，通常會左右心靈狀態的正負面。影響人們第六感的細胞記憶碼通道則位於太陽穴附近，這裡的能量將決定一個人的直覺感應力。

我們擁有四種基本的情緒，分別爲恐懼、喜悅、憤怒以及悲傷，再由這四個基本情緒衍生出各種情緒狀態，而愛情體的能量，是直接反應四種基本情緒地展現，當愛情體的能量高時，情緒通常處於正面與喜悅中，相反地，愛情體的能量低時，情緒通常處於恐懼、憤怒以及悲傷之中。四種基本情緒與肉體之間也存在細胞記憶碼通道，恐懼的細胞記憶碼通道因人而異，可能位於胸腔、腹腔或是骨盆腔，喜悅的細胞記憶碼通道位於胸腔居多，憤怒的細胞記憶碼通道位於胸腔與骨盆腔居多，而悲傷的細胞記憶碼通道位於胸腔與腹腔居多。

肉體與因果體也存在細胞記憶碼通道，而因果體的細胞記憶碼通道，通常也是業力作用的管道，未平衡的業力，存在於因果體中，透過細胞記憶碼通道影響肉體，進而產生各種的疾病，由此可知，肉體與因果體的細胞記憶碼通道可能散布全身，主要的根據爲過去世的細胞記憶庫。

高頻率飲食的重要

飲食直接影響我們的肉體能量結晶，優良且高能量的飲食，通常較符合自然的飲食，能夠促使肉體維持在一定的能量結晶狀態，然而現今的人們天天都在不良的飲食中度過，長期使用化學添加物、防腐劑、人工色素等，使得肉體呈現低結晶的狀態，自然容易罹患各種疾病。良好的飲食對於肉體而言非常重要，但是一般人只看得見眼前的享受，看似美味，卻是低結晶體的不良食物，而逐漸地毀壞自己的肉體。

利用細胞記憶療法可以清理疾病訊息層面的根源，物質層面的肉體狀態則必須透過自然且良好的飲食來提升，良好且自然的飲食永遠是最適合我們肉體的飲食，能讓我們的肉體呈現高結晶的狀態。

肉體的組成，水與油是兩大關鍵元素，因此飲食中的水與油的好壞，將顯著影響肉體的能量結晶，長期使用好水與好油，將加速新陳代謝，排出肉體的毒素，讓肉體維持在高結晶狀態，相反地，長期使用不良的水與油，肉體的結晶將非常混濁，因而容易引起各種病痛。

我們能夠運用一些大方向來辨別食物、水與油的結晶狀態，越接近自然生產的食物、水與油，就越具備高結晶的狀態。譬如說像是有機生產的食物、來自高山的泉水或是有機方式製造的油等，相反地，越偏離自然生產的食物、水與油，結晶的狀態也越混濁，像是使用化肥與農業種植的農產品、添加化學添加物的食品、遭受汙染的水源以及化學製造的油品等。另一方面，透過各種模式讓食物、水與油偏離自然狀態，也會降低其結晶狀態，像是照射過輻射、微波、化學加工、油炸等，這些方式會破壞食物、水與油原本的高結晶組成，使分子失去原本的活性，長期使用這些食物、水與油，將對肉體造成嚴重的負擔。

謹慎選擇食物、水與油非常重要。人們往往忽視自己的飲食，等到肉體出現各種疾病之後，才會重新檢討飲食的重要，然而這樣就必須付出更大的努力與調整，才能將肉體的狀態恢復到高結晶狀態，如果從現在開始重視自己的飲食，則我們就是有意識地提升自己的肉體結晶狀態，而不是無意識地讓肉體崩壞。

人生問題的清理

有許多的人生是建立在痛苦與悲傷之中。究竟我們要如何讓人生更美好，首先我們必須持續地執行清理的工作，因爲唯有清理，我們才能維持在清醒的狀態，停止負面的思維，清楚自己的靈魂渴望，並且專注地去創造自己最高價值的人生，這是種靈魂源頭的創造，也就是超意識層面的創造。

每個人其實都能與靈魂源頭連接，能夠接收靈感與智慧，但是受到未平衡業力之影響，我們失去了這些重要的連接，失去高度的眼界與視野，而受困於業力的反覆模式中。然而我們每個人都擁有自由意識，隨時都可以做出重新的選擇，以及進行重新地創造。

很多人一生都在尋找理想的伴侶，但是他們通常都成爲愛情中的受害者，不是遭受背叛，就是被拋棄，親身體驗愛情中看似浪漫的痛苦。事實上，複雜的感情問題，也都是未平衡業力下的產物。在業力作用下，人們會因爲需求進入關係，並在反覆的劇本中，不斷地演出相同的角色，且永遠都是受害者。唯有當我們開始清理細胞記憶碼時，才能跳脫至另一個空間思維，重新思考感情的眞正意涵，也才能夠找到自己人生眞正的完美伴侶。

生存於物質世界中，創造財富是每個人的夢想，很多人非常努力地想要創造財富，想要在事業上有所成就，但是卻無法如願以償，始終無法達成自己的目標，最終變得垂頭喪氣，忘記自己當初的渴望與目標。事實上，**很多人追求財富的方式是依循著趨勢前進，而不是根據自己靈魂的渴望，我們總是學習別人的成功法則，而不是創造自己的成功法，每個人都是獨一無二，因此必然會有自己通往成功的最適合道路，只是我們忘記、忽視這條道路，透過細胞記憶碼的清理，我們將重新踏上正確的富裕道路。**

要維持健康的身體，除了良好的飲食、規律的運動外，還必須清除疾病訊息層面的根源。很多疾病的產生，都是沒有有效地清除疾病的根源，且這種疾病的發生，通常是無預警的，往往會令人不知所措，深怕自己的生命就此終結，內心存在深層的恐懼，反而讓病情更嚴重。唯有透過物質與訊息層面的轉化與清理，才能夠讓我們的肉體維持高結晶的狀態，眞正免除疾病的痛苦，透過細胞記憶碼的清理，加上神性的飲食，將讓肉體維持在健康的高波動。

家庭是人生中重要的一環，它是人生的出發點，也是人生的避風港，一個人的家庭模式往往顯著影響此人的人生發展，如何創造出正向的家庭模式，在人生中變得格外重要。家庭中有時會產生糾紛、意見不合、爭吵等，很多時候都是受到祖先業力的影響，讓家庭成員在反覆的模式中循環，直到祖先業力平衡爲止，因此常發現家庭中世代的劇本非常相似，因爲家庭成員都受困於反覆的劇本中，唯有透過清理自己與家族的細胞記憶碼連接關係，才能跳脫家庭反覆模式的運轉，重新創造一個美好的家庭。

人生中最大的幸福是全然的自由，很多人自認爲自己擁有自由，事實上，卻被束縛在不自然的劇本之中。眞正的自由是在任何時刻做任何事，能夠沒有煩惱、限制、拉扯、牽掛與執著。然而我們人生中存在太多的事物，你的家庭、愛人、朋友、財富等，這些都讓你失去眞正的自由。當我們開始清理細胞記憶碼的同時，也就是開始放下世間執著的同時，此時你會感受無比的自由，在眞正的自由之中才能體會眞正的喜悅，那是種從內心深處蜂擁而出的喜悅，源源不絕的產生，永遠不會停止、是種無限的喜悅。

人生中存在許多問題，在透過清理細胞記憶碼的同時，將創造眞正的財富、健康、愛情、家庭以及自由。人生一切美好的事物，都會奇蹟似地出現，因爲你與靈魂源頭連接，在超意識的狀態下，進行完美地創造，你清楚自己此生的目的與使命，也清楚自己人生的方向，你會在無限的喜悅中，朝著靈魂最大渴望的道路前進。

面對恐懼是療癒關鍵

人們在罹患重大疾病時，往往不敢面對自己的病痛以及內心狀態，然而唯有當我們勇敢正視與面對疾病與內心狀態的同時，才可能開啓內在的奇蹟療癒力，讓疾病得到眞正地療癒。

除了誠實面對自己疾病與內在狀態外，臣服於內在的奇蹟療癒力，也是疾病是否能夠痊癒的關鍵。因爲當你臣服於這股內在的力量時，你就是選擇運用祂，祂才能幫助你解決疾病的問題，否則你只是將這股力量排除在外，沒有有效地利用。過去許多案例寫信詢問我，爲何自己的疾病無法透過清理得到康復，無法得到康復有許多原因，其中一個最重要的原因，是你是否眞正地相信與臣服。當你相信與臣服時，就是運用自由意識向宇宙宣示你的決心，不要小看臣服的力量，祂將創造奇蹟，宇宙會接收到你的決心，接著幫助你開啓奇蹟療癒力，解決你的疾病問題。

如果我們想透過奇蹟療癒力，療癒自己或是別人時，我們就必須全然地臣服奇蹟療癒力的力量，臣服祂能改變你的人生，臣服祂能夠創造你想要的未來，並對自己的靈魂、周遭人事物、奇蹟療癒力等存在實足的信心。誠實面對自己、臣服與信心是開啓眞正療癒大門的關鍵鑰匙，人們不容忽視祂們的力量。

心念的力量

你知道心念具有強大的創造力嗎？

你知道很多疾病都是負面心念所產生的嗎？

你知道正面心念的強大力量嗎？

你知道正面心念能夠治療疾病嗎？

心理影響生理不是口號是具有科學依據的眞理，是我們將心念與身體分離，認爲這兩者完全無關，事實上這兩者緊密相連、關係密切，常處於正面心念的人，罹患疾病的機率較低，身體也較健壯。

心念的力量是非常強大的，且它總是在默默中作用，讓人幾乎無法覺察，更不會將自己的健康問題歸咎於負面的心念，因此總是輕忽它的力量。負面的心念不僅是造成疾病的原因之一，也是吸引負面人事物來到生活的起因，如何轉換自己的心念，把負面心念變成正面心念，成爲維持身體健康與得到美好人生的關鍵。

心念的威力無限，從我們出生至死亡，無時無刻地創造我們的行爲模式，組成了我們的人格、慾望、牽引潛意識的行爲，我們的**心念擁有龐大的力量，若能時時刻刻覺察心念並與其力量做連結，將能徹底改變你與他人的人生**。

但今許多人卻忽略了這一點，人們在生命中遭遇挫折、磨難，總是不停向外去尋找援助，然而眞正能夠徹底解決一切的，是我們具生命力的心念能量。許多時候人們面對一個情境會擁有很多不同的想法，這些想法時常被誤以爲是自己的「想法」，其實這些皆是受到外來因素（集體意識、外在能量干擾、憂傷靈體干擾、累世能量拉扯）的影響，讓我們在不知不覺中感受到此念頭，因而產生情緒。

大多數的人都無法覺察自己的心念能量，許多時刻我們的一個偶然的念頭、強烈的情緒，都會瞬間改變未來。若我們能夠學會覺察自己的心念，並加以控制轉換它，將會訝異有許多念頭與我們生命中的遭遇有著非常巧妙的連結，也會驚訝自己竟然被困在相同的行爲模式當中，不斷重複相同的問題。

心念決定你的肉體展現

國際科學期刊指出，人類的心念與思維將會影響身邊的周遭事物，世界最有名的科學實驗，日本江本勝博士的水實驗，根據這個實驗，**人若對一杯水傳播「愛」、「感恩」的正面訊息，無論是語言、聲音，皆會對這杯水的結晶產生影響，水的結晶在顯微鏡下，會變得完整、美麗**，而若對水輸入「破壞」、「恨」的負面訊息，水的結晶所呈現的將會混亂不堪，這顯示**了我們意念（思維）具有創造的能力，而確切影響著身邊周圍的事物。**

我們的語言、我們的思維、我們的想法皆是由振動所組成，而這些由我們所發出的任何一個意念，皆會影響我們身體的反應。

舉例來說，如果你想像面前有一杯酸甜的檸檬汁，你的唾液腺就會立刻開始分泌唾液；若想像某人正用指甲刮黑板的聲音，你可能就會感覺到全身起雞皮疙瘩，這些反應都再再顯示心靈與身體是合一的，且兩者密切的影響彼此。

我們的任何想法都會造成生理上的反應，如果我們沒有覺察，而一再重複這些想法（念頭），就會如實表現在你的身體上。

心念造就現在的你

當你抱怨自己的人生，事實上，所有我們生命的經驗，無論好或壞、物質豐盛與否，皆是由自己的靈魂所創造與安排，靈魂有祂宏偉的安排，因此，我們必須對自己的生命負全然的責任，但許多時刻我們的意識並不了解靈魂的意圖，而時常走了許多錯誤的道路。

所以我們必須要記住一點，累世、今世無論我們所做的任何事情，皆會一毫不差的紀錄在我們的靈魂之中、肉體的訊息場中，因此你現在的樣子、你的生活周遭的情境、你所遭遇的難題，皆是由你的心念開始。你無須追究這個心念根深於何時何處，因爲追究起來將是非常龐大且複雜的過程，而且永遠找不到源頭，只會讓你更迷失在其中。

我們要做的是，對我們的所思、所言、所行的任何事情負起責任。你現在的狀況，皆是經過宇宙精密計算後的安排，接受、承認這是你所創造的一部分，然後設法運用正向的心念清理並淨化它。我們必須時時刻刻控管我們的想法與心念，不受負面情緒的干擾作用，維持善與感恩的心念將可帶領我們脫離累世的包袱。

抱怨並不能眞正解決問題，相反的它還會爲你創造更多的問題，因爲在抱怨的同時，就已經在創造下一齣同樣情境的戲碼，且衍生出來的負向情緒還會干擾及影響到其他人，如此一來，你未來所需要平衡的能量又更多了，因此在抱怨之前，先想清楚，這樣對你是否眞的有幫助，這是否是你眞正的想法？若無處發洩或無法控制，請讓自己先沉澱，拿出一張紙將身邊發生的事情都用一句感恩的話語去形容，並且寫下來，寫完後，會發現當你時時刻刻擁有感恩的情境，這個世界也將會一切趨於美好。

二元性的心念

想要正確的控制心念能量，必須先了解二元性的存在，**二元性是指所有一切可以相互對比、區辨的事物，如善、惡；美、醜；憤怒、喜悅；嫉妒、尊重……等，而我們必須學習區辨二元性中的反向力量，並遠離它們。**我們生在宇宙之中，沒有一個人是孤單的，因爲我們的心念與我們的環境、人、事、時、物是密切連結的，然而大多數的人受到潛意識訊息、累世未平衡能量的影響，我們才感受不到此神性愛的連結。

而這些「分離」的恐懼感，正是所有反向思維的源頭，這種感覺可追溯至胎兒時期，在母親的子宮中就開始，受到母親情緒思考與外在環境的刺激，而開始醞釀分離的恐懼，而當初那些自我們幼童時期所被植入的潛意識訊息，將終生影響我們行爲。

心念常處在反向的狀態中，會讓我們的人際關係惡化、周圍的環境開始出現問題，你的健康狀況也將每況愈下，你將失去體驗宇宙合一性的喜悅感、失去從小處看見眞理與感動的力量。你的反向心念將會創造更多負面事件，你的生命將越來越複雜，因爲越負面的東西，越吸引複雜的狀況，這個二元性甚至會隱藏自己，讓你無從發現，甚至甘願受其擺布，而你將被束縛其之中，不斷重複相同問題，無法看清這一切是這些反面性的思維所正在製造的問題。

二元性是相對的，一個人可以擁有越大的正面力量，他所承受的二元性相對也會較強，所必須經歷的考驗與拉扯相對也會較多，而這些二元性是有意識的，它永遠知道你最脆弱的地方，並永遠設計許多可以擊垮你、引誘你上鉤的情境，使你經歷相同的狀況而無法自拔。

心念吸引了疾病

長期過度反向性的心念，會藉由疾病的發生表達出來。當我們的身心失去平衡，任由這些反向心念控制、牽引時，我們通常會覺得身體沉重、身心俱疲，這是因爲過多反向心念長期聚集吸引而成的疾病。多數人時常忽略的重要概念，心靈與身體是一體且交互作用的，我們身體的任何狀態都會影響著情緒及思考，我們的心靈也會藉由身體表露自己。

當人們的心被各種反向心念或思維掌控時，許多時候還會受到周圍人或環境的影響，你若沒有正當的覺察或轉化，有一天你將會被反面的能量壓垮，最後吸引了許多疾病，因此要身體健康，必須時時刻刻覺察、維持正向的心念能量。

一旦你開始覺察你的反向心念產生的源由，就有可能知道來自潛意識尚未解決問題的核心，此時你就會更有智慧與內在的勇氣去處理你要面對的狀況，所有疾病的發生都具有其意義，除了累世平衡能量之外，它還可以讓你知道你生命中擁有的課題，並給你改變與創造的機會。

你得了什麼病，根據每個人靈魂不同的檔案，身體將會擁有不同的詮釋，若我們以正確的態度與觀點去看待疾病的發生，疾病根本不足以畏懼。若我們懂得回到內在，傾聽身體與心靈的需要，正向的改變與奇蹟似的療癒就會發生，倘若我們的疾病一而再、再而三的復發，那表示我們誤解了疾病形成的原因，也用錯了治療的方法。

覺察、正確掌控你的心念

我們的心念，其實，大多時刻都是在無明的狀態下造成的。無明意味著什麼，意味著是在無覺察、無智慧的狀況下。我們任由這些反向心念的控制與擺布，而這些反向的心念是造就疾病的眞正源由。**心念影響著我們的思維、想法、做事模式、情緒……諸多層面，簡單來說，若是沒有覺察我們心念本身習慣性思考的模式，就等同於任由潛意識不斷重播過去、過往的記憶，不斷重演著好幾世的劇碼。**

導致我們心念遭受到不正確訊息場干擾的因素有三，一是潛意識訊息（大多數的狀況下皆是如此）；二是集體意識的訊息（包含國家意識、家族意識、個人意識）；三是未平衡的能量，以上這三者皆會發送出反向的能量場磁波，吸引相對應的情境不斷在這些人的周遭重複發生。

舉例來說，一個女性潛意識訊息中有「被拋棄」的紀錄，如果沒有克服或轉化此心念，就會在人生的課題中不斷上演「被拋棄」的經驗與情境，而且所遭遇的情境將會一次比一次強烈，直到這個女性眞正做了改變（覺悟、覺醒）爲止。

時時刻刻覺察我們的思、言、行是非常重要的。我們的一思、一言、一行對宇宙都具有同等的創造力。其實宇宙所創立的機制是根據愛而運轉的，對於反向思維的創造是以倍數的方式增加，而正向思考的創造是以等比級數的方式增加。這意味著反向思考是相對於宇宙本質，因此短暫的反向思考若得到轉化，將不會眞正運作在我們生活之中，除非它擁有強大威力；相反的，正面的思考，只要你稍微嘗試，便很輕易的就能感受到宇宙的豐盛富饒的愛，與源源不絕的能量。

轉化心念的六項法則

洞察／思緒與思考模式

轉化心念的方法，第一步是要無時無刻的觀察自己的心念偏向，以及思維方式，許多時刻我們腦袋總是盤旋著諸多的想法，卻未曾眞正去覺察到這些想法到底來自何處、爲何而來。事實上，大部分我們的思維模式若沒有經過轉化與清理，大多來自潛意識的訊息（累世記憶庫的訊息能量牽引）、集體意識的干擾、累世能量的拉扯，因此第一步是必須發現我們習慣性的思維模式。

要著手做第一步，其實是最困難的，因爲很多時候，許多意識或思維都是在自然而然的狀況下融入我們的思考模式之中，非常難以察覺，讓我們誤以爲這就是我們的想法，因此對於一個初學著而言，最簡單的區辨方法就是，一旦有任何負面情緒、想法，不論外在的環境、所表現出來的情境狀況影響你多大，你必須知道立刻覺察，這些都是潛意識或靈魂「重播的記憶」。發現是第一步，因爲許多時候，即使我們發現了，也很難去改變或控制自己不去偏向習慣性的負面思維模式。

靜止／感受自己

一旦我們發現起了反面的思維，就要立刻覺察。覺察後，無論這個反向思維讓你多麼的抓狂想要發洩，都必須立刻停止繼續這個思維模式，讓自己處於靜止的狀態。這並非意謂著壓抑自己的感受，而是先靜止將情緒發洩出來的衝動，以免再次重複的課題，然後深呼吸幾次，讓自己先專注在自己的身體、呼吸、感官上，感受一下這個反面能量帶給你身體上的衝擊與不適。

你會訝異不同的衝突、情境、人物的反向思維帶給你身體上的不適皆有所不同。

放下／無止盡的負面思維

當感受完身體的能量後，接著盡量讓自己跳出來，將注意力轉到這個負向思維模式過去帶給你怎麼樣的經驗，感謝這個經驗將你潛意識重播的記憶顯現出來，當下回到感恩與感謝狀態，停止批判與抱怨。

因爲反向思維只會牽引更多的反面情境，讓事情越演越烈，若想要擺脫一切負面情境，最好的方式就是在情境發生時，眞誠面對課題，平靜下來，當下的感謝與轉化，此時你就會有新的智慧，告訴你如何去應變。

使用「細胞甦醒祈禱文」進行清理／負向心念

找一個地方安靜的坐下來，將你的心思專注在你所遭遇到的困難與情境上，可以將這些情境想像成一張張相片、或一張寫滿愉快回憶的紙條、一段影片、一面鏡子……等（視個人而定），將你的心念意識集中於內心，專注之後並念誦細胞甦醒祈禱文。

不斷的清理，不去執著於這些負面心念的源頭、或去不斷思索如何解決，你持續的做，自然而然會有許多念頭浮現上來，你要做的是記錄這些念頭，儘管它們看起來似乎與此不相關、無法理解，最後追尋這些靈感付諸行動。

強化／腦部

人體腦部開發只有百分之五，透過增強腦部的訓練可以減輕焦慮與躁鬱症，改善生活上諸多問題，讓我們透過靈感的接收與開發，得到更好的處理方式，若想擁有好的效果，每天至少練習十到三十分鐘，以七天爲一個階段，在第一次練習後休息七天，你可以將你的感覺記錄下來，你會發現你的洞察力、敏銳度與專注力明顯的改善。

首先，靜靜坐著，全身放鬆，像平常一樣的呼吸，將注意力放在眉心處，全神貫注餘此，之後，在感覺到微微的溫度後，將注意力放到後腦處，你會感覺到後腦與脊椎連結的地方，有個凹處，將注意力集中在此地。現在將你的注意力同時放在眉心處與此凹處兩端，在從兩端開始移到腦部中央，你感覺到它們相連時，此處就是松果腺。你感覺到你的松果腺，第一次將你感覺到的顏色、溫度、狀態以第一直覺的方式寫下來。

此後，在此專注於此部位，感覺它正被白光圍繞著，輕輕的圍繞到最後閃耀綻放，專注在這個光體上，這個光體的能量將流竄於你的全身，從你的頭部到眼睛、臉頰、嗅覺、聽覺、味覺，不要嘗試去控制或干預，任它自由的流動，自然的感覺。

現在，你的全身都充滿著這個光體的能量，你感受到任何感官都在增強感知能力，接收到你平日所忽略的訊息，感覺它們正在對你傳遞的訊息，正流回你的腦部中心，每個感官都像一個能量的導管一樣，將無止盡的訊息與泉源傳回至你的松果腺。

最後感受你的松果腺正在增強、擴張，釋放出你未曾發覺得能量並感謝這一切的發生。

平衡／心念

我們的心念其實許多時刻，不屬於我們自己，這樣說法意味著，人們大多時候的心念與思維皆是受到周圍外在因素的影響，為了不受外在環境的影響，你必須建立一個穩定、不變的基底，做為維持正向心念的核心，而這就需要長時間的維持。

用正向心念不斷的維持這個頻率，剛開始不習慣，但長時間下來，這樣的運作關係，自然而然會跟你的身體與心念建立強而有力的連結，一旦這個正向的關係建立之後，這些心念將會自然的運作，你就不會受到外在事物的干擾，因此在遇到任何的困難，都能夠安然的度過。

清理案例篇

個案1

暫停工作的廚師

克尼斯丁是一家餐廳的廚師，高中畢業後就走上廚師的道路，靠著自己對料理的熱忱，以及不斷努力精進的廚藝，很年輕就成為餐廳的主廚。

克尼斯丁不只是個廚師，也是個良好的管理者，餐廳廚房在他的督導下，營業額在幾年內就增加了數倍，這也讓他成為餐廳老闆眼中的紅人，他出過幾本廚房管理的著作，教導許多廚師如何管理自己的廚房。

正當克尼斯丁的廚藝事業達到高峰的時候，有一天在工作中突然暈倒，送到醫院後被診斷出罹患肺部疾病，醫師建議他先暫停工作，好好安養身體，聽到醫師的建議後，他感到非常憂傷與恐懼，他擔憂自己一手經營的餐廳會隨著自己的身體漸漸地倒閉。

「博士，我熱愛我的廚藝工作，這家餐廳就是我的一切，但是我的身體狀況越來越糟，我究竟該如何回到正常生活？」

在克尼斯丁一面詢問的同時，我即開始調閱他的細胞記憶碼檔案庫，檔案庫中充滿著各種料理的訊息，包含著食材、烹飪方式、烹飪器具等，這些訊息有規則地排列在思維空間中，然而中間卻有一塊灰色的地帶，這灰色的地帶我稱為「細胞記憶」，這是導致他罹患心臟病的罪魁禍首。

「你的細胞記憶碼中存在灰色的『細胞記憶』，它阻礙你將料理各部分的訊息進行整合，因為你不斷地嘗試整合，訊息在不斷衝擊『細胞記憶』下，使你罹患了心臟病。」

「『細胞記憶』是什麼？」

「這是有關你過去世的資料庫，就像是存在雲端的硬碟一樣，裡面藏著許多你未清除的負面程式，它不僅阻礙你開啟自己的潛力，也使你身體出現問題。」

「博士，那我該怎麼辦呢？」

「『細胞記憶』需要注入正面的能量才能清除，建議你去一趟法國的藍帶學院，那裡有清除你過去世細胞記憶的關鍵鑰匙，能幫助你打開料理各訊息層面封閉的大門，大門一旦開啟，身體層面的問題就會跟著消失。」

克尼斯丁為了清除細胞記憶，前往了南非傳統廚藝學校一趟，在那裡他的廚藝眼界被開啟，很幸運地他認識一位知名的廚師，兩人相談勝歡，共同研究料理的精髓與樂趣，當克尼斯丁在南非專研料理的同時，心臟病的問題逐漸地消失，又找回了當初的活力，他充滿信心地回國，正準備再次大展身手。

個案2

音樂天使

迪莉亞是一名孤兒，一出生因為身體缺陷，父母將她拋棄在孤兒院門口，孤兒院的修女們，第一次看到她時，都認為她是一位美麗的小天使，因為她在門口完全沒有哭泣，而是露出燦爛的笑容，帶給他們喜悅與溫暖。

迪莉亞是個特殊的孩子，她的手腳比例跟一般人不同，被診斷為某種先天性身心障礙，在孤兒院中，其他的孩子常欺負她，把她視為怪物，沒有人想要跟她做朋友，即使修女們細心的照料，迪莉亞幼小的心靈仍無法正常的發展。

「博士，迪莉亞是個好孩子，只是她的身體有些不便之處，我們究竟要如何幫助她呢？」

「伊莉莎白修女，請不用擔心，在妳們抵達之前我已經先為這個空間進行淨化，等一會我會直接調閱迪莉亞的細胞記憶碼檔案庫，分析她的內心狀態。」

「好的，那就麻煩您了。」

迪莉亞的細胞記憶碼檔案庫中呈現一片黑暗，在我持續念頌禱文的過程中，黑暗中開始出現一閃一閃的流光，我嘗試跟著光芒調閱細胞記憶庫裡的資訊，瞬間我看見光球形成各種美麗的音符，開始演奏出動人的旋律，那是來自天堂的音樂，使人充滿希望與喜悅。

「博士，您還好吧？」

伊莉莎白修女的話語，打斷了我與迪莉亞細胞記憶碼檔案庫的連接。

「我看見迪莉亞在她的細胞記憶碼檔案庫中有著天賦。」

「是什麼樣的天賦？」

「音樂的天賦。試著讓她接觸一些樂器或是樂理，一定會有意想不到的成果。」

大約過了半年後，我收到伊莉莎白修女寄來的電子郵件，下面是信件的部分內容：

Dear　博士

有一段時間不見了，感謝您真正改變迪莉亞的人生。

我們依照博士的建議，讓迪莉亞接觸音樂，才發現她是個音樂天才，她學習音樂的速度非常快速，幾個星期的時間，她就能彈奏出許多古典樂曲，這讓她每天都露出快樂的笑容。伴隨著音樂，她的人緣也變得非常好，大家都喜愛聽她彈的曲子，包括我在內，那曲子使我們內心感到愛與平靜。

感恩神，讓迪莉亞的音樂天賦不僅改變她的人生，也改變了孤兒院的經營，在她的音樂創作下，孤兒院開始打響了知名度，讓我們得到更多的資金幫助。

在還沒讓迪莉亞接觸音樂前，我們萬萬沒想到她有這方面的天賦，這讓我更相信每個人來到人世都有要完成的使命，迪莉亞就是一個來自天堂的音樂天使。

伊莉莎白修女

個案3

使女孩自卑的肥胖症

親愛的保羅醫師您好：

從我小時候到現在，我是大家眼中的胖女孩，並遭到許多同儕間的排擠，我對於自己的身材感到非常厭惡，我曾經就醫尋求協助，醫師告訴我這是「肥胖症」，意思就是說我的體重很難只靠飲食與運動降低，還必須同時靠藥物控制，這讓我內心感到無比的恐懼，我不想永遠都當一個胖女孩，並受到許多不平等待遇。

即使我還年輕，「肥胖症」卻已經引發許多身體的問題，像是高血壓以及心血管疾病，這讓我不能享受一般年輕人能享受的生活，我常在想這樣活著有什麼意義？我的人生到底是哪裡錯了？

事實上，我非常渴望擁有一個伴侶陪伴著我，但當我照鏡子時，喜悅感完全消失，由內在浮出的是厭惡感與自卑感，在這樣的外表下，我不敢去認識新的男生，更別說男生都會躲著我，難道這一生我真的無法得到幸福嗎？

朱莉亞

親愛的朱莉亞

千萬不要放棄希望，「肥胖症」不是一種絕症，它不會奪走妳人生的幸福與美好，只有當妳自己放棄活著的價值時，人生才會走入黑暗。所以從現在開始打起精神，我將協助妳找回真正的自己。

我從妳的細胞記憶碼檔案庫中發現導致妳這一世肥胖的原因，最主要是來自於過去世與未來世三世交疊的情況，你的過去式曾是一名身材纖瘦的人，但在飲食中曾吃下許多負面的食品，這些未平衡的能量便轉移至你今世的肉體中，使妳無論如何都很難將體重減下。

而之所以讓妳感受到痛苦的原因，與肥胖本身無關，而是在於妳擁有許多恐懼的負面程式，在這些程式的運作下使妳厭惡自己的身材，我會協助妳進行遠距的清理工作，每當妳睡眠時，我將透過量子震動的方法，注入高波動的能量清理妳的細胞記憶碼裡的檔案庫，漸漸得妳的思緒便會開始清晰，更重要的是，妳會發現真正的快樂不是減少體重，而是時時刻刻都能夠活出自己。

個案4

肝臟功能失調的體育教師

親愛的保羅醫師您好：

我是一名高中體育教師，近期我的體力每下愈況。在近期一次的檢查報告中，我意外得知我的肝功能嚴重出了狀況，我反反覆覆尋了許多增強肝功能的方式，都無法得到確實地改善，大部分的醫師都認為必須要用藥物控制，但是我的身體剛好對藥物有著嚴重的過敏，這讓我非常掙扎是否該吃藥。

肝功能失常，使我非常容易疲累，並讓我的外表比我的實際年齡蒼老許多，更嚴重的是，它導致我月經週期失調，讓我常承受腹痛之苦，那段時間我會感到食慾不振，甚至噁心與嘔吐，這些症狀經常發生，已經影響我的工作，也影響到我的家庭生活。

從檢查開始到現在，我都非常注重飲食，也很努力在維持我的健康，但最近我肝功能退化的情況越來越嚴重，我對它已經無計可施了，非常希望能夠得到博士的幫助。

莉蓮

親愛的莉蓮

肝病的問題會需要長時間的調整，但是請放心，當你了解身體生病的主因後，將會加快妳康復的時間。

首先，妳必須先清楚自己的細胞記憶碼藏有何種肝病訊息，因為肝功能快速的嚴重失調，與妳細胞記憶碼的作用息息相關，細胞記憶碼掌控著身體的舊有慣性，並抓著過去的記憶來誘發妳身體上的疾病。

我看見妳的細胞記憶碼檔案庫中顯示，妳許多世都是戰場上的士兵，好幾次與敵人的爭戰中，遭受到猛烈性的攻擊，這在妳的細胞記憶碼的思維空間裡留下「創傷的訊息」，這些「創傷的訊息」也是使妳肝臟問題持續惡化的主因。

先了解細胞記憶碼上的疾病源頭，是療癒關鍵的第一步，物質層面使用天然的方式開始肝膽排毒，身體能量場的部分，我會透過遠距量子場的清理方式，將微小高波動的粒子注入妳的細胞記憶碼檔案庫中，這些微小粒子會逐步清理妳細胞記憶碼中過去世訊息的資料庫，那麼就將可以逐步改善妳的肝功能。

祝福一切恩典

保羅　博士

Chapter 2

啟動細胞記憶碼的創造力量

我們以爲擁有生命的主導權，事實上很多時候都被細胞記憶碼所擺布，細胞記憶碼控制著我們在人生中的選擇，讓我們在矛盾中找不到正確的人生方向，以及眞實的自己，也讓我們在無意間罹患許多疾病，失去健康的身體。

我們往往在無意識的狀況下，把許多重大疾病的負面訊息，植入自己的細胞記憶碼中，這些負面訊息持續地累積到一定程度，自然演變成重大的疾病，因此我們不能輕忽細胞記憶碼的力量，它具有眞實的創造力。

超乎想像的細胞記憶碼

細胞記憶碼，是現代人無法觸及，也無法了解的，心理學家對其研究有數百年之久，卻依然對它所知甚少，然而我們生活無不受到細胞記憶碼的影響，包含我們的情緒、思維。而形成細胞記憶碼這龐大資料庫的根源，來自童年所累積的經驗，或內在深層的壓抑與悲痛的經驗。

細胞記憶碼的力量超乎你的想像，許多研究顯示，如今人類大腦開發的程度不及百分之五，剩下未開發的部分，即是細胞記憶碼蘊含著許多未知的驚人能力，事實上，不論你是醒著或是沉睡著，細胞記憶碼都無止無休的控制著我們身體的各個部位。

意識與細胞記憶碼的關係

「意識」、「細胞記憶碼」，簡單來說，你大腦能夠覺察的思想、語言、邏輯就是意識；你大腦無法察覺的，就是細胞記憶碼。

當我們意識到「呼吸、眨眼」這些非自主性動作時，我們能察覺它們，並可以控制自己隨時改變呼吸、眨眼次數，但當我們在睡眠時、專注於某些事情時，我們的心跳、眨眼幾乎是自然而然發生的，它持續運作著，但我們的大腦在當時並非控制著這些動作，那是誰控制了他們呢？顯然，腦部有它自主的運轉機制，在生物學上稱為腦幹的協調作用。然而在心理學上，為細胞記憶碼給腦幹下達命令的運作。

意識與細胞記憶碼是無法分離的，若兩者並未攜手合作，將會為你的人生帶來許多傷害，導致許多人心靈、身體的不平衡，細胞記憶碼幾乎掌控著你生命的一切，包括你的個性、情緒、處理事情的方式、習慣……等，這些就像是一套一套程式般，在童年時期一一的植入，當時的你並沒有過濾篩選的能力，然而即使是現在的你，也未必能夠察覺你無意識中被寫入的程式。

我們人內在的狀態分為三個層面，即意識、細胞記憶碼、超意識。意識是指，理性思維的你，你時常運用你的腦子去思考、用你日常生活的經驗去推論，因此透過你的感官（視覺、聽覺、嗅覺……等），你可以意識到現實生活許多面向，而這些面向讓你產生感覺經驗。

根據心理學的冰山理論，我們在清醒時能夠覺察並意識到的只有冰山一角，實際上，時時刻刻影響著我們做決定、行動、思想的，是剩下那片如汪洋般的細胞記憶碼，但我們對它的瞭解，可能仍不如我們對火星的了解。然而其實眞正的原因，來自於我們根本不了解自己的內心，以及對我們表現出來的行爲，我們對自己眞正行爲的動機往往所知甚少。

根據科學最新研究顯示，當我們在行動與思考之前，我們的松果腺就已經分泌了極其微小的訊息，而且無論你的思維（清醒狀態的你），是否有感知到你做這個動作的目的，都會去做。

假使現在有兩個問題，第一個問題，若你答對此問題，將被設定爲可以得到很高的報酬，回答第二個問題則是非常低的報酬，而受試者，在意識（思維）不知道報酬高低的情況下，依然針對第一個問題回答的踴躍程度大於第二題。

這可以顯示，我們的意識（思維、腦袋），往往不曉得我們行爲背後的動機，就是單純的回答問題，然而你的細胞記憶碼卻可以感知到，此問題將代表高報酬或低報酬，而做出相對應的行爲，這顯示了，我們的能力，遠大於我們意識（腦袋）所認爲，我們的腦袋所受的局限太大，且並非你眞實人生的主宰者，你絞盡腦汁思考一切，所作出的行動，卻永遠在你細胞記憶碼之下的安排，而一般人幾乎無法察覺，因爲大部分的人汲汲營營於現實生活的追逐中，並無心力來認識自己的內心，這也是現代人的通病。

未來心理學，細胞記憶碼研究，將會是一個重要的趨勢，而了解自己細胞記憶碼是未來人類必須具備的。

人生將受細胞記憶碼擺布

細胞記憶碼的運作，是無意識，你甚至無法察覺，世界上大部分的人都活在細胞記憶碼的控制之中，這也是爲什麼許多產品致力於廣告的眞正主因，舉例來說，原本你可能是一個習慣用肥皀的人，但洗髮精的廣告一直不停的在你周圍出現，一次、兩次、三次，這些訊息將植入你的細胞記憶碼，在未來的某一天，你可能會突然很自然的去買了洗髮精。

相同的，你的父母、你的童年經歷、你的朋友、伴侶、你所在的國家與環境，這些都將會深刻的影響你日後做決定、判斷、飲食、價值觀，甚至對待自己身體的模式。

心理學的研究顯示，大部分的女性未來所找的對象，在個性上通常會與自己的父親非常類似，這也與我們童年對於父愛細胞記憶碼投射有關，無形中，我們都被我們的細胞記憶碼影響著，卻渾然不知事情發生的眞正根源。

再次舉例，有些人會吸菸，其實與細胞記憶碼中存在內咎或未解決的心理創傷，可能根源於細胞記憶碼中對父愛/母愛的渴求，抑或追尋認同感，這也是爲什麼許多臨床上的心理診療，會運用催眠療法，在催眠療法中，可以進入細胞記憶碼，釋放過去經歷的創傷，藉此由內而外改變一個人的思維與慣性。

每分每秒所發生的事情，無論內心想法或在行爲模式都會記錄在細胞記憶碼之中，也會受到細胞記憶碼的控制。根據大腦的醫學論文指出，人腦的注意力只能一次專注於一件事情，但細胞記憶碼的注意力是100萬倍，我們所經歷的生活變化每秒每分不停地發生，這些日常被大腦忽略的訊息，依舊會存在我們細胞記憶碼，舉例來說，你經過一張電影海報，由於你當下在講電話，使你忽略了這張海報，但這個海報的圖像依舊會進入你的細胞記憶碼中，促使你在未來的某一天，突然想去看這部電影，或特別關注這部電影的各項資訊。

這一切都是在你腦袋無法意識到的情況下產生，因爲我們都太急於處理我們身邊的生活瑣事，而我們的大腦一次只能處理一件事情，以至於我們從不習慣觀察自己，甚至觀察周圍外在的事物，因此忽略了許多事物對細胞記憶碼與我們個人行爲所產生的影響。

最好的例子就是，生長在一個充滿藝術氣息的家庭，其父母都熱愛藝術，家中放置許多與藝術相關的書本、藝術品、創作器材，那麼這個孩子，必定會耳濡目染受到影響，長大後會對藝術的東西會

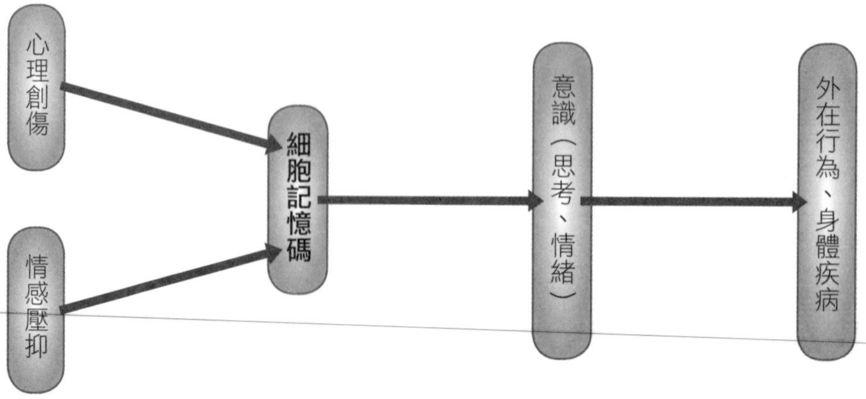

▲細胞記憶碼運作圖

特別敏感，甚至看到某件藝術品時，連帶會牽引出對父母親情緒的反應，倘若這個孩子從小與父母關係不錯，那他必定是一位會欣賞藝術且愛藝術的人；倘若這孩子與父母關係不和睦，那藝術品將會勾引出負面的恐懼情緒，使他產生身體不適的現象。

家庭、社會、國家、民族習性至整個世界的趨勢發展，都會影響我們的細胞記憶碼運作，以及我們日常生活的決定，網絡時代的發展，媒體傳播的加速，全面性的影響將會更爲深切，這些都關係著我們每一個人未來的決定。

所有我們對外在事物的一切評價，一切行爲與舉動皆來自細胞記憶碼影響，舉例來說，你與你的伴侶可能在二十五歲的時候相戀，然而事實上，在你二十五歲之前，你所接觸到的人際、異性對象、父母的期許……都是影響你選擇另一半的原因之一。

而這些在我們周圍的所有資訊，究竟讓我們意識到什麼?細胞記憶碼如此繁雜，我們該如何眞正運用細胞記憶碼，創造我們想要的眞正人生，而非受到細胞記憶碼的控制?細胞記憶碼中偏向正面的人較樂觀，做事充滿效率與精神，擁有健康的肉體，且充滿智慧與洞察力；細胞記憶碼偏向負面的人，來自於許多過去的罪責、童年傷害，這讓他們在生活中無論在事業上、感情上將會困難重重，甚至身體也會莫名容易受傷、生病。

細胞記憶碼所有的記錄，會不斷創造我們周圍的環境與經驗，假使你在某一個情境中產生了巨大的負面情緒，那這將會深刻的影響著細胞記憶碼，未來你一定會再遭遇這樣的情景，甚至比原來的情境更加劇烈。

是細胞記憶碼影響你的決定

根據當今心理神經免疫系統最新研究，發現腦網絡神經不僅僅侷限在頭蓋骨中，而是遍布人體各處，簡單來說，你的腦部活動可以直接或間接控制你的身體，反之你的身體狀態也會影響你的腦部活動。

由於細胞記憶碼會影響我們人生的遭遇，倘若在細胞記憶碼中被輸入了某些訊息，這些細胞記憶碼的訊息會改變我們身體的波動，直接影響到我們的生活。舉例來說，你曾親眼目睹的至親車禍失去雙腳，這個痛楚紀錄變深烙在你的細胞記憶碼中，因此在聽到或看到有關車禍新聞時，你會時常感到雙腳沒力或不舒服。但大多數人難以察覺，這事件的發生，就是細胞記憶碼影響身體的波動，影響身體疾病與疼痛的例子。

又如你父母脾氣非常不好，情緒容易失控，而你從小看在眼裡，所以當你成為父母時也會脾氣差，這就是細胞記憶碼影響身體的能量並影響我們情緒的例子。總之，你的任何行為都會記錄在細胞記憶碼，影響你每分每秒。

「反覆系統」也是細胞記憶碼運作的一種模式，我們會因為細胞記憶碼中「反覆系統」，不停的重複某一些人生事件的發生，你是否發現周遭的朋友重複做些錯誤的事情，雖然可能場合改變，人物改變，但事件本身的實質並沒有改變。舉例來說，有個在感情中一直受傷的女性，時常因為感情問題而痛苦，我發現她會重複愛上性質相同的男性，髮型相同，穿著品味相似，甚至聲音磁性也很接近，最後依舊會經歷被遺棄的情境，但她還是會重複愛上同性質的人，這就是細胞記憶碼中的「反覆系統」。

睡眠中細胞記憶碼依然運作著

在睡眠的時候，細胞記憶碼依然不停的運作，你的心臟仍規律的跳動，呼吸照樣均衡進行，新陳代謝依然不斷……等，其他的功能也會受細胞記憶碼的支配，你的眼睛、耳朵和其他感覺器官依然都在活動，這也是爲什麼你在做夢時，感覺到的疼痛、氣味會如此的眞實。

許多科學家、心理學家……有名的學者們都在睡夢中獲得了靈感，解決了各項疑問，已突破現有的研究。然而，我們的意識，常因爲憂愁、焦慮、害怕、沮喪而干擾細胞記憶碼的平靜，阻礙了身體器官的正常功能，這就導致疾病的發生。

細胞記憶碼創造疾病

由於細胞記憶碼會記錄著過去所有經歷，因此我們人生會遇到哪些狀況、面臨哪些遭遇與問題，其實都是來自細胞記憶碼中的訊息，藉由這些訊息巧妙地安排我們生命的遭遇，無論我們身上發生的事情，你認爲是好的抑或壞的，都不重要，重要的是，我們是否發現這些反覆系統的情境，並加以清理。

許多人將疾病的發生歸究於不幸，認爲是自己運氣差，導因於平常的生活習慣，事實上身體疾病的形成，最根源的原因，百分之九十八都來自細胞記憶碼的訊息。

許多醫學研究指出，癌症發生的原因與飲食與細胞記憶碼密切相關。如果拉至更高層次的視野，你可曾想過，爲何你選擇的食物會導致身體傷害？爲何已非常注意飲食與保養，身體狀況依舊不好？爲何你從未注意過你所吃的食物中，含有許多傷害你身體的化學藥品？爲何你總是選不到對你身體有幫助的食物？

有一位個案，她非常注重飲食與養生，幾乎餐餐都吃有機的食物，也從不碰菸、酒，但依然罹患了乳癌，她非常的納悶，因爲她平常都有運動、也很養生，常吃許多保健食品，反觀生活習慣比她不健康的人到處都是，所以不明白自己爲何會罹患疾病。

後來我利用細胞記憶碼的療法，讓她明白，其實她的癌症根源於她對自己的伴侶與小孩深層的焦慮，這份焦慮非常不易

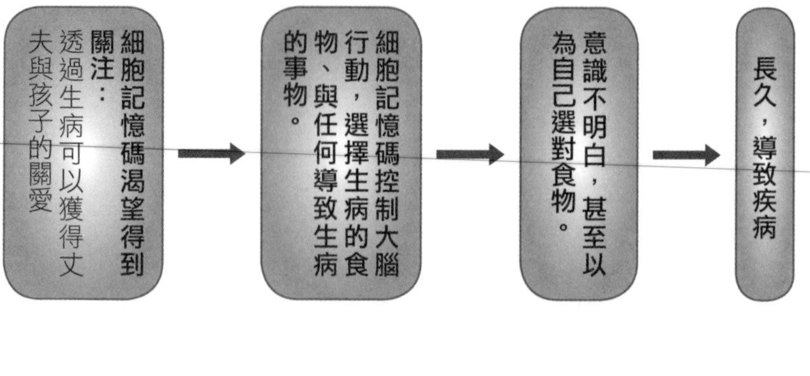
細胞記憶碼渴望得到關注：
透過生病可以獲得丈夫與孩子的關愛
細胞記憶碼控制大腦行動，選擇生病的食物、與任何導致生病的事物。
意識不明白，甚至以為自己選對食物。
長久，導致疾病

覺察，讓她的細胞記憶碼中，會有想要生病的念頭，因爲藉由生病，她可以得到自己丈夫與小孩的注意，因此在她意識不知道的情況下，選擇到的總是不適合她身體的食物，或選擇到有問題的保健品。

所有疾病，追根究柢，皆源自於未清理的細胞記憶碼，這些訊息產生的反面振動，會讓細胞產生強烈負面的振動頻率，會讓你的身體的原子共振到負面的事物，突然想要吸菸、選擇不適合的食物，或是周遭狀況讓你心情低落。

細胞記憶碼的運作法則

心念與意識趨向什麼，細胞記憶碼就會創造什麼

你的意識相信什麼，細胞記憶碼就會無條件的接受，並做適當的反應，當你對此事發展深信不疑，那事情往往會如你所願，這有點像是貼標籤的感覺，最常運用在正面的療癒醫學，當一個人給與他人正向期許時，此人往往便會向你所希望的方向發展。

從嬰兒時期開始，我們就接受許多負面的不良訊息，如「你不能這樣做」、「你會失敗」、「誰都不值得信任」、「社會是黑暗的」……等訊息，因此造成我們細胞記憶碼中的恐懼、不信任、缺乏安全感。

因此，來自外在的暗示力量便顯得非常重要。這是許多已開發國家、醫學心理學用來教導人們透過暗示運用操作，來訓練自己的正向思維，也可以幫助別人引導正面的意識思考。

細胞記憶碼只在乎感覺

細胞記憶碼是無限大的，它了解一切問題的解答，它全盤接收，如同海綿，也不會阻止你輸入給它的訊息，比如說你認爲自己，什麼事都做不來，那細胞記憶碼就會接受你的觀點，在行動上表現出來，你就會「眞的什麼事都做不出來」。

一旦當你設置障礙物給你自己，就等同否定了自己細胞記憶碼的智慧與天賦，也否定了細胞記憶碼幫你解決問題的能力，那就非常容易造成情緒的堵塞，引發疾病。

你應當了解你自己的期望，專注於清理，並勇敢的對自己說：「**我內心無窮的智慧將幫助我達成任何願望，我知道我可以發揮那無窮的力量，使我的夢想成爲眞實，我感到身心靈的最佳狀態。**」

細胞記憶碼是直接想法的呈現

細胞記憶碼非常中性，是直接呈現你意識所接受或相信的事物，舉例來說你內心非常渴望健康，你對細胞記憶碼說：「我想要一個健康的身體」，那細胞記憶碼就會依造你所說的呈現「你想要健康的狀態」，於是你就會一直呈現「缺乏健康的狀態」，因爲想要本身就是種缺乏，而並非是「眞正健康的狀態」，因此在對細胞記憶碼下達命令時，必須使用**肯定句**，你可以這樣練習：「**我相信來自我內在龐大的力量，將會開啓全面療癒，我會獲得全新的健康。**」

細胞記憶碼與疾病的秘密

要知道身體的語言，必須先要非常了解你的身體，大部分的人受到外在因素影響，未覺察自己的身體狀況，也因爲攝取過多受汙染的食物，失去身體原本應有敏銳的功能，導致無法立刻得知身體當下的癥狀。

要了解身體的語言，必須要先淨化與排毒，當身體毒素清理到一定的程度，身體自然而然會開始轉變，你會發現你的身體開始對許多事物非常敏感，只要事情一有不對勁，無論是在你的飲食、生活方式、或你正在煩惱的事物，你的身體馬上會有相對應的癥狀發生，這些癥狀會因不同人而有不同的差異。接著，你會開始發現你的身體正在用許多癥狀與你溝通，你會開始感恩你的身體，並覺察你細胞記憶碼的問題。

要了解這些癥狀代表著什麼，這些讓你不舒服的部位，給了你什麼樣的感覺？當我們省思這些感覺，就是在經驗我們自己製造在其中的情緒，我們的身體將我們一向壓抑、忽略的情緒蓄意表現出來，因爲唯有如此，我們才可能注意這些忽略已久的問題。

每個人對於遭遇事件的情緒反應不同，身體所表達的方式也不盡相同，爲了找出我們的身體究竟想傳達哪些訊息，我們必須覺察問題出現前發生的癥狀。

在這段期間，我們在事業、家庭、愛情是否遭遇哪些困難或變化？是不是有哪些衝擊重創你的內心？或著你的內心已經長期累積一股不滿、壓抑、不安的危機感？你對事情是否總是挑剔、憎恨、或一向認爲自己是受害者？我們的細胞記憶碼，將利用身體當作最後一個不得已的溝通途徑，在這之前，一切不平衡的狀態會不斷反覆的存在我們心理層面。因此，療癒的主要關鍵，必須先跳脫受害者階段，所有疾病皆起因於細胞記憶碼中的負面程式，而我們所要做的就是清理問題得源頭。

常見疾病所代表的訊息

症狀	身心層面	細胞記憶碼的訊息
頭痛	來自身體某部位遭到重金屬的汙染。遇到某些特別的情境。	與前世記憶、童年的創傷有關
腦瘤	接觸過多輻射線與電磁波。	對生命感到退縮困惑。
憂鬱症、躁鬱症	長期情緒低落、負向思考，不自覺的悲觀。身體中有寄生蟲。	內在層面對外在事物的不滿。

失眠	長期過大的精神壓力。酗酒與抽菸。	內在曾面對外在事物的恐懼。
上癮症 對菸、酒、毒品、酒精與性、購物（或任何行為）的上癮	對現實生活與自身人生目標的空虛、無望與迷惘。	對於自己的極度不滿。 內心有深層的內咎。 內心不滿他人對自己的看法。
厭食症	急切渴望別人無條件的關懷或接納。	自覺得不到別人的關愛。 內在感到空虛。 擁有性方面的創傷。
性障礙	童年時遭遇過關於性的不當對待，包括性騷擾或性虐待、性暴力。 父母、社會所灌輸性的不潔觀念。 認為性與愛是分離的。	內心存在創傷或衝突，以為在做愛過程中會失去東西。 對性愛的不正當誤解與罪惡，認為性醜陋與骯髒。
陽痿	害怕自己無法展現男子氣概。 過度在乎伴侶，而無法表達自我。	對性的過度執著或深層罪惡與恐懼。
陰道炎	親密關係誘發的恐懼心。	對性的罪惡、不確定、恐懼、羞恥、矛盾、衝突、困惑。
性病	耽溺於物質層面的享樂。 性能量的誤用。 性能量的運用過度扭曲以及困惑。	對於內心的忽視。 過度追求外在。 無安全感。 不尊重自己。 不信任他人。
不孕症	內心深處害怕生兒育女。 尚有未完成的個人理想。	害怕承擔責任 擔心經濟問題 童年創傷。

症狀	身心層面	細胞記憶碼的訊息
粉刺	逃避面對種種人際關係。 對自己的定位感到矛盾、衝突。 無法自由表達自我本性時。	對於自己深度的不認同。 無法敞開接受他人的關愛。 自我過度壓抑與過度恐懼他人對自我的想法。
過敏 這裡的過敏症是指在胸腔與肺部的發病。	對於外在的事物反應過度、有過度誇大的傾向。	害怕全程且全力以赴的參與自己的生命。 害怕自己的能力不足無法獨立面對生活。
頭皮屑	過多的心智思考模式正被釋放。	內心許多腐敗的想法。 不切實際的思考模式。
皮膚炎	逃避人際關係。 被某人、某事不斷激怒與騷擾。	不安全感與恐懼。 試圖想隔絕他人、不與人接觸。
濕疹	正在清理先天帶來的人格特質與個性。 遭遇挫折、有志難伸的感慨。	自卑。 對於現實狀況與想像中的極度不滿。
貧血	生活中缺乏愛。 沒有勇氣或勇氣不足去深愛自己，為自己爭取。	認為自己不值得被愛或遭到他人排擠。 關係上無法敞開心胸。
高血壓	過度高漲的情緒。 過度壓抑的憤怒與不平衡感。	對於愛的過度焦慮、敏感。 壓抑過久未表達的情緒。

中風	多發病於晚年，表示我們不自覺的排斥任何愛，或對愛感到痛苦。 可能是因為摯愛的人離去或設法維持一切，恐懼變動。	過度害怕失去現有的一切，不願意坦然面對與因應現狀的更迭。
心臟病	渴望愛、追求愛，卻無法真正感受到愛在身邊。 過度想掌控他人，得到他人的關注與肯定。	對於自身的自卑與恐懼。 無法展現自我、無法愛自我。
氣喘	有能力且願意面對生命的(願意呼吸、接納新生命)，但卻對踵而來的生命過程與事件無法處理。 對於事件的發生總是過度逃避。	過度壓抑對某人的依賴。 害怕分離。 為了得到他人的讚賞，蓄意壓抑不成熟的自己。
支氣管炎	對自己的所作所為表達不滿，必須馬上釋放自己的憤怒。	累積過多的負面情緒正在釋放。 對獨立自主感到困惑。
肺炎	對於外在事物囤積過多的憤怒、煩惱、挫敗。	恐懼孤獨感。 無法承受事實。 對自身的孤獨感到不滿。 無法接受自己的作為。
咳嗽	對處境感到不自在或不願意接納。 對現狀的惱怒或挫折。	無法認同自己感到不快的情緒。 無法釋放自己的抗拒。
便祕	飲食不當或暴飲暴食。 不願意改變現狀。 不願意隨遇而安，想抓住與控制一切。	對環境無安全感，無法相信自己可以擁有更好的事物。

症狀	身心層面	細胞記憶碼的訊息
痔瘡	覺得內在很空虛、想盡辦法吃許多東西彌補這份人生空虛感。	空虛感。 不滿足感。 匱乏之感。 覺得自己不完美。
腸炎	接收的事實帶來憤怒。	被框架於我們所吸收的價值觀與觀點。 正在接收的事或訊息無益於我們成長。
胃炎	對於所面臨的事物感到緊張、害怕不如預期。 過度掌控生命的慾望。	代表我們憂慮過多。 恐懼無法表現自我、表現不如預期。
胃潰瘍	無法排除的負面情緒。 過度壓抑自己。 時常發怒。	憤怒的情緒。 對現狀的長期壓抑與不滿。
消化不良	接收的事項過多，許多都並非來自你真正的意願，讓你無所是從、難以消化。	認為自己不值得得到應有的待遇。 認為自己不配成功。 不可以做自己想做的事情。
肝炎	過度的工作、過度的關注外在生活。	覺得自己永遠做不夠。 覺得自己需要更多的勞力才能得到愛。
膀胱炎	經歷一個對你有害的情況或負面情緒。	無法放下情緒。 過度鑽牛角尖、把事情放大化。

糖尿病	不自主悲傷。覺得得不到他人的愛、被拋棄、受害者情節。	不懂得如何接納他人的關愛。不懂得表達對他人的情感。
關節炎	對做的事情感到惶恐或根本就不想做這件事情，覺得這件事情讓你感到綁手綁腳。	欠缺自我價值。憤怒、惶恐的情緒。對於自我的不信任。對於生命的強硬、不願屈服的態度。
背部疼痛	我們想躲避某些事而刻意忽視它，然而內心卻無法真正放下。	無法接納自己的真實想法與真實狀況。
上背部的粉刺	表示我們對他人、外在事物的憎恨與不滿。	憤怒、憎恨、拒絕表達愛與接受愛。長久不受重視備受壓抑的負面情緒。
駝背	長期不斷感到挫敗的心理所導致。	內心的困惑與無法達成的欲求。
中背部疼痛	可能表現為過度不關心他人、過度關注自己。	拒絕長大成熟，甚至不肯面對自己的生命。
脊椎側彎	信念與觀點時常搖擺不定，無法確定自己的目標與價值觀。	無法堅持自己的立場，過於順服他人而失去判斷能力。
肩膀僵硬	過度的緊繃長期無法得到身心靈的放鬆。	通常表示累世過多的負面能量累積在肩膀上。
頸部僵硬	過度的固執、無法從另一個角度看事情。	過於執著於自己的想法、不願採納他人的意見。

症狀	身心層面	細胞記憶碼的訊息
癌症	長期對人生不斷感覺到悲痛、衝突、矛盾、憤怒、不平衡感。 過度自我壓抑而忽略自身者。 失去摯愛者。	感覺無望。 自我厭惡。 自我排斥。 自我貶抑。 內心長期的憎恨與衝突。 看不起自己，忽略內心需求，得不到滿足。
乳癌	環境、飲食汙染。 **左胸有硬塊**：自我懷疑自己身為女性是否符合社會的價值觀、是否為稱職母親。 **右胸有硬塊**：內心存在強大的衝突，在於社會對女性的價值評判。	自我厭惡。 羞恥感。
血癌	失去摯愛人。 極短的時間內累積過多負面能量。	過度畏縮。 不敢再對他人付出。 不敢愛。 對愛退縮、藐視與不理睬。
白內障	眼睛的能量退縮。 恐懼老化。 對自身未來的絕望。 生活在暴力、恐懼、憤怒的陰影下。	內心充滿無助感。 感受到驚嚇，無法信任敞開心胸對社會或他人。
青光眼	做了不適合自己的事情，模糊自己生命的目標。	否認自己所看到的事情，對於生命該前往的方向失焦。

近視	只擅長處理當前的處境、無法看得遠、洞察趨勢。	不願思索自己的未來。害怕接受更多挑戰。
遠視	害怕面對自己的現狀，寧可想像虛無的未來，或把希望寄託在未來身上。	處理事情時，時常不願面對當下急迫的情況，認為未來可以改變一切。
結膜炎	對一切所見事物和其中的感覺產生反感。視覺上的不滿。	過於懷疑、理智。
耳鳴	調整自己的頻率，讓自己處於較高的頻率狀態。	表示處於過低的頻率或受到別的頻率的干擾。
水腫	過度抓取某些情緒無法放下。	對於自己過於嚴苛。無法原諒自己或他人的錯誤所導致的傷害。
手腳冰冷	無法敞開心胸的接受。自我防衛心過重。	深怕遭受到傷害、對於他人的不信任感。
頭部暈眩	無法專注。感覺低沉不愉快。	集體意識的干擾。負面磁場能量干擾。
感冒	當你在必須下決定時，遲疑不定。	無法果斷的為自己做正確的選擇。身體過度操勞，以強制性的方式提醒你休息。
過動	表現無法專注、甚至擁有附加的情緒障礙。	與情緒不滿足，無法獲得釋放有關。

細胞記憶碼的療癒方式

多使用肯定句、正向指導語

使用肯定句，如「我是……」、「我將……」、「我會……」都是很有力的肯定指導語，如果你每天跟別人打招呼時，試著運用積極正面的話去回應，當別人問：「最近好嗎？」這時你可以有自信與愉快地回答：「我很愉快。」

也可以每次在**洗澡、睡前或起床照鏡子時，對自己說：「我是健康的」、「我是富足的」、「我是幸福的」、「我充滿愛心」**，可以多練習幾次，一開始我們說出口時會有所遲疑、有所擔憂，放下這些遲疑與擔憂，不要再去思索讓你煩惱的部分。

假設你感冒、生病了，不要在心中一直重複「我好痛苦」、「我眞衰」、「我好不舒服」、「我眞不開心」、「都沒人關注我」、「我鼻塞」……等負面語詞。**試著轉換自己的情緒，若必須要對現實的狀況作解釋時**，例如必須打電話跟公司請假時，**你可以試著說：「以目前的狀況來看，我生病了。」向細胞記憶碼表達，這只是暫時的現象，而非永久你所想經歷的。**

使用現在式

細胞記憶碼運作都是當下狀態，當你說：「我會越來越健康」，表示你未來會更健康，但**細胞記憶碼中沒有未來，只有現在**，而「我會越來越健康」的背後意涵，表示你現在並不健康，所以這句話給細胞記憶碼所下達的指令，是讓你直接呈現「不健康」的狀態，而非健康。

使用細胞記憶碼轉化時，**運用的語氣必須是肯定句現在式**，不管你如何說，請大聲並勇敢的說：**「不論我過去的身體思考如何、我是如何對待我的身體，那都已成過去，現在的我是健康的、嶄新的，我感受到我的身體正在修復著，我感受到我身體的細胞正在更新，正在將體內多餘的能量排除，我感受到一股溫暖且自然的力量充滿著我全身。」**

運用情緒的力量

我們的情緒是將我們的意念傳至細胞記憶碼的最大途徑，帶有情緒的言語、圖像最容易輸入細胞記憶碼中，因爲細胞記憶碼它就像一個孩子，對情緒有直接的反應，這也是爲什麼充滿情緒的記憶或事情往往讓人難以忘懷，更甚者會被深層壓抑至細胞記憶碼中，令你無法覺察，過去的負面事件使我們傷心、絕望、憤怒、悲傷、喜悅、亢奮，若這些情緒得不到抒發，便會囤積在我們體內，每分每秒影響著我們，這也是爲什麼我們總是感到束縛、遭受限制的原因。

而這些讓你無法忘懷事件發生的背後，都具有情緒性的感受，因爲細胞記憶碼就是運用情緒來表達自己，因此你必須與你的細胞記憶碼合作，**在創造正面的語句時，想像喜悅的感覺**，你可以想像得到最大的喜悅是什麼？在你回憶中最快樂的時刻是什麼？去回憶，再次經歷那種感覺。**注意，經歷、維持那種感覺，而不是緬懷過去的事件**。感受喜悅，當你的心越是喜悅，所引發的能量、效果也就越強。

你可以**想像你一生中最健康的時刻，是怎樣的感受，然後維持那樣的熱情與活力，在心中大聲說出你的肯定語「我是充滿活力且健康的」**，喜悅與充滿活力的說出，持之以恆，你會漸漸發現來自你生活中的轉變。

刪除細胞記憶碼中的病毒

從小在我們的細胞記憶碼中，就儲藏了許多負面的訊息，就像是電腦的硬碟遭病毒侵入般，將會影響我們的運作，並對生活帶來許多負面效應。因此必須對我們的細胞記憶碼執行清理病毒的工作，有許多從童年時期便已牢固在你心中的負面思維，甚至長大至成人後也持續被輸入過多的負面思維，帶來不良影響，並深深地傷害你的身體與心理健康。

這些病毒思維包含嫉妒、憤怒、罪惡、恐懼、悲傷、慾望等都被你壓抑著，當你知道這些病毒的存在後，便可以進行處理與轉化，讓自己不再受到這些負面情緒的影響與干擾。

寫下植入的正向意念

這些正向的意圖，**最好先寫下來，並檢查自己的語調與肯定語的運用**，你可以寫下你喜歡的語言，若剛開始還無法做到全然的相信，則你可以先選擇你可以接受的想法，一步一步練習。

重複、持之以恆

重複與持之以恆的專注是非常重要的，**必須要將你的思維放在正面的事物上**，放在你想感受到快樂的感覺上，**每天睡前與剛起床的十分鐘是給細胞記憶碼下達命令的最佳的時機**。

全然的信心與信任是關鍵

當我們生病時，都渴望醫生給我們最好的醫療照護，然而實際上，眞正的醫療來自於細胞記憶碼的龐大力量，因爲只有它知道該如何修復你的身體，而全然的相信就是導致結果的最終原因，在對細胞記憶碼充滿信任的法則中，無關乎時間與空間。

有一個案例，是一位心理諮商師，曾經患過肺部疾病，在患病期間，我告訴他每天晚上平心靜氣的坐下來，對自己說：「我的肺裡的每個細胞、神經、組織纖維都在重組與改變，成爲完整、純潔、和諧的狀態，我的肺將恢復全然的健康。」一個月後，他的疾病改善許多。

他後來告訴我，當開始這樣說時，第一天就已經有感覺，**每天將注意力放在喜悅與健康的感覺上，就眞的相信自己健康了，在運用細胞記憶碼進行療癒時，必須將專注力放在健康與喜悅的狀態，並且全然相信自己會健康，如此就能夠創造奇蹟。**

活出自己的生命藍圖

我們的細胞記憶碼並不理性，也不具有判斷的能力，它不玩文字的遊戲，運作模式就是把你的思維、想法直接了當的呈現，甚至當眞，它無法探知文字背後的情緒意涵。

舉個例子來說，當你運用細胞記憶碼的力量，將想要的生活帶至你的身邊，那你的想法必須一定要是全然的肯定，當你想要很多錢，於是你將你的心思放在「想要很有錢」身上，你的口中、時常對別人展現「想要很有錢」的樣子，那你就會一直經歷「想要」的狀態，而非「擁有」的狀態。

小時候父母和老師會出於愛而責備孩子，儘管他們背後的涵義是出於愛，但細胞記憶碼並不會區分，他會完全按照字面的意思解釋這些責罵的話語，而在孩子年幼時，細胞記憶碼會完全一字不漏的紀錄下來，這就會影響孩子之後的經歷。

「你這笨孩子。」或「你眞傻。」；「你沒大腦。」、「你怎麼一直做錯。」……這些將會被記錄下來，而孩子就眞的在往後的人生中，不斷經歷「很笨」、「做不好」……的狀態，有句話說，孩子越罵越笨，即是如此。

因此，**若我們掌握這些細胞記憶碼運作的規則與特性，則可以超越細胞記憶碼的限制，甚至直接對它下達命令**。

首先，檢視自己的思維與你現在所經歷的眞實狀況。

第二，將你所渴望的生活、想要成爲怎麼樣的人寫在一張紙上。

第三，將你的思維全部轉換成肯定的思維。舉例來說，你想要擁有很多錢，就說「我是有錢的」而非「我想有很多錢」；抑或你想要有智慧，就對細胞記憶碼說「我是充滿智慧的」，而非「我想要變聰明」。

第四，開始想像你已經成爲時的樣子與喜悅。如果你是想要有錢的，那就必須先想像自己是有錢的樣子，想像自己身臨其境成爲有錢人的樣子，你想的越逼眞，越多的細節，細胞記憶碼的力量就越強，你就越會經歷眞實，有一天你會發現你所想像的東西，會一個不差的來到你的生活中。

最後，不抱有期待，你將你的心專注在已經擁有的身上，而非期待著會出現什麼，因爲一旦當你開始期待，而期待的感覺又過於強烈時，將又會進入細胞記憶碼中，你就又會經歷「期待」時的各種狀況。

清理案例篇

個案5

潛藏的感情創傷

山下郁美　日本沖繩

從有記憶以來，我一直都是一位極為害羞與內向的女性，因為生在傳統保守的家庭裡，我這一生只談過一次戀愛，連結婚的對象也是高中時期認識的初戀對象。

結婚後，我努力的報考上航空公司的櫃台服務，每個月都努力徹夜加班，先生則是創立了一間環境工程公司，當時的我一心一意只想讓家裡的人過更好的生活，我將所有的薪水都交給婆婆與老公，只期盼我的薪水能為家裡的人帶來一些貼補。

我也一直渴望著能擁有一個自己的孩子，但由於我的體質不易受孕，所以我花了很多時間在調養身體，兩年後，我終於順利產下一名可愛的女寶寶，在孩子剛上幼稚園時，我從家人的電話裡，得知了老公與公司祕書外遇的消息，這份消息令我非常震驚與憂傷，當晚我與先生正面對質後，他大聲的責罵著我，並憤而搬出家門，當時的我，帶著崩潰的情緒度過了好幾個夜晚，從那時候起，我開始產生了結束生命的念頭，在一次當我情緒低落到絕望時，我無意識地走到房子的陽台，一邊想結束一切，當我轉頭，我看見我的孩子正在下方的樓梯口靜靜地望著我，此時的我恍然清醒，我不捨地看著我的孩子，心裡難過地想著：如果我一個人離開了，我的孩子將是最可憐的受害著。我難過地走到樓梯口抱著我的孩子，從那一天起，我永遠打消了這份念頭，並告訴自己要一個人堅強的扶養著孩子。

此後我努力一個人細心的照顧孩子長大，好景不常，在一次醫院檢查中，檢查出嚴重性的甲狀腺與心臟病的問題，當時不忍孩子擔憂，我選擇默默的吃藥治療，我開始長期服用降血壓的藥物，儘管醫師認為藥物的副作用不高，但它讓我長期失眠，這讓我感到痛苦，我很想停止使用藥物，但是每當我一停止，我的血壓就會急速地上升，這讓我時常處於緊繃的狀態，對於很多事情的發生都感到壓力，有時候甚至會喘不過氣，我恐懼自己有一天會突然地離去，無法陪伴自己的孩子。

在一次上班途中，我突然昏倒被送去急診室，之後身體狀況開始持續惡化，我的雙腿也開始疼痛，令我無法正常工作，正當我彷彿進入絕望之際，長達多年不見的高中好友突然與我聯繫，在得知我的狀況後，他將博士的清理方式告訴我，當時我懷著最後一絲的希望開始念誦著細胞甦醒祈禱文，一星期後，奇蹟發生了，我的身體開始恢復了以往的活力，我甚至能一早起床進行晨跑，這讓我更渴望了解更多關於自己的狀況，並開始主動進行寫信。

開始與保羅博士接觸，我覺得這是上天給我的禮物，因為他協助我將身體的未爆彈解除，他透過細胞記憶碼報告清楚的分析，讓我了解我罹患高血壓的根本原因，他提到我的疾病因素來自長期「壓抑過久的情感記憶」，這些壓抑的情緒會深入細胞記憶碼中，使細胞記憶碼變成一種緊繃的思維空間，在這種思維空間下，身體血管的舒張與收縮就會受到嚴重影響。

經過長達一年調養與持續清理，我已經不再需要服用藥物，睡眠也恢復了正常，讓我開始學會與自己的內在空間進行連結，我非常感恩博士的教導，這些清理法讓我心中熄滅的蠟燭重新點燃，讓我真正體會到內在一旦自由，身體將會自然而然地恢復最健康的狀態，因為奇蹟就是最自然的狀態。

個案6

治不好的胃部疼痛

◎親愛的保羅博士您好：

我是一位歌唱聲樂家，經常到世界各地巡迴演出，突然有一天我的胃部極度的疼痛，痛到我無法唱歌，經紀人立即送我到醫院的急診室，我做了全身的精密檢查，醫師在診斷後，認為我可能是壓力太大引起的胃部收縮，最後開了幾顆強效藥錠給我，並要我休養一個月的時間，暫停所有歌唱活動。

但是休養的這段時間，我的胃病問題並沒有改善，在夜裡胃部疼痛變得更頻繁，我嘗試過許多治療胃病的方法，都只能暫時止住疼痛，沒多久就會復發。我想詢問更深層的疾病原因，並真正獲得改變，期望能順利的再站上舞台。

阿奇博爾　紐約

親愛的阿奇博爾　您好

任何發生在我們身上的事情都必定是有原因的，只是我們的意識不一定會清楚，因為真正問題的源頭都藏在細胞記憶庫中，並暗自影響著你的生活運作。

在我調閱了你的細胞記憶碼報告後，你的檔案紀載著，影響你現在疾病最深的是過去你在泰國的那一世，在泰國的那一世，你是一位村莊首領的女兒，整個村子都非常寵愛你，但你從小肺部功能就不健全，體弱多病，家人為了照顧你的身體，時常請村莊裡的獵人射殺各種稀有動物，讓你享受任何村莊中最好的補品與食物，並且全心全意地幫助你調整肺部的功能，因此這一世你擁有良好歌喉，是來自那一世調整心肺功能的身體細胞記憶。

然而，你那一世享用非常多的山珍海味，這些被屠殺後動物的負磁場一直累積在你身體的細胞記憶中，進而滲透進你這一世的身體狀況，所以你細胞記憶碼的空間思維中，包覆著非常多的胃部負磁場，這些負磁場就是導致胃病的源頭主因。首先，你必須先向過去式的行為，進行清理與懺悔，讓這份無意識中創造出來身體業障（Karma）能被清除。

接著是物質層面的調整，建議你開始食用泰國產的米與水果，因為泰國的食物符合你細胞記憶的波動頻率，這不僅能夠提升你的身體機能，也能降低你胃部的負擔。依循以上的方法，你無法治癒的胃病問題將會在一個月後獲得改變。

保羅　博士

個案7

憂鬱症的新聞記者

潔西卡是一位資深的新聞記者，曾經待過電視台、雜誌社、出版社與報社，她的父親也是名記者，專門報導戰地新聞，父親很不幸地在一次意外中喪命，為了繼承父親的遺志，潔西卡也走上記者生涯的道路。

潔西卡踏入新聞界時，靠著龐大的人脈，獲得許多獨家新聞，在短時間內，讓她在當地的媒體界闖出名聲，並被挖角到更大的媒體公司，這家媒體公司穩定了她事業的發展。

潔西卡在媒體事業上的成就，讓她獲得許多獎項，然而在她事業巔峰時期，卻突然受到公司同事的毀謗，因此得了憂鬱症，她幾乎終日失眠，抑鬱寡歡，最後事業被迫停擺。

她的丈夫幫助她尋求各種治療管道，因此她也服用了許多抗憂鬱的藥物，然而這些藥物僅能短暫地控制潔西卡的行為，問題並沒有得到真正的解決，潔西卡的情緒持續低迷，甚至開始有歇斯底里及攻擊行為發生。

當她來尋求我的協助時，她的狀況看起來糟透了，於是我便先為她準備一杯清理水，讓她的身體先穩定波動。

「潔西卡你今天來有什麼事要詢問嗎？」

「我在職場上非常的不快樂，即便我過去的事業頗有成就，然而我卻時常活在恐懼之中，我覺得隨時都有人會取代我、甚至傷害我。」

我靜靜地聽著潔西卡的訴說，在她不斷傾訴的過程中，我開始在心中默念祈禱文，接著我便從她細胞記憶碼的檔案庫中看見了她之所以會突然罹患憂鬱症的原因。

「潔西卡，你房間是不是有擺放一些陶瓷物品呢？」

潔西卡停頓了一會，她驚訝答道：「沒錯！我房間的床頭擺有兩個陶瓷人偶！但這跟我的病情有什麼樣的關係呢？」

「事實上是這樣的，這些陶瓷是影響你憂鬱症的主要原因。」

潔西卡看著我，表情充滿懷疑，於是我便再次調閱細胞記憶碼的檔案庫尋找我該如何向她解釋，她的意識才能明白我所說的話。

「這些人偶充滿著疾病與恐懼的訊息，這些訊息會共振著妳的肉體，以及妳的細胞記憶碼，使妳過去世的記憶逐漸浮現出來，這也是妳會突然導致憂鬱症的主因。」

「你有沒有發現你進到房間之後情緒起伏的程度比較劇烈，晚上也無法安眠呢？」

潔西卡聽完嚇了一跳，並答道：「確實是如此！現在仔細回想，擺放了那些人偶的裝飾品後，我的思維開始傾向負面！後來每況愈下。」

經潔西卡解釋，那些人偶是她在一次前往南美洲採訪時所攜帶回來的裝飾品，我告訴她必須先將這些人偶立刻清理掉，只要人偶一被清除，她的憂鬱狀態馬上便能獲得改善。

潔西卡回去將人偶清除掉後，她瞬間恍然大悟，非常詫異自己過去居然長時間處於負面的憂鬱狀態之中，她寄給我的來信中提道：在她開始實行清理後，意識上終於明白所有問題的主因並不如我們表面所看見一般，周圍的一切都與我們息息相關，這使她對於自己人生劇本的運作有了全新的認識，並持續運用細胞甦醒清理文進行清理。一個月後，潔西卡的事業奇蹟似的重新步入軌道，在逐步清理的過程中，使她的生命像重獲新生一般，也讓她在新聞的採訪工作上大放異彩。

Chapter 3

提升
身體細胞的頻率

當你在買任何食品時，你曾注意過後面的成分標示嗎？

你清楚自己每天吃下多少有害物質嗎？

美味與精緻的食物，往往會添加過多的化學添加物，長期飲食不健康的食物，造成身體持續地累積毒素，罹患疾病的機率自然大幅增加，因此如何排除身體的毒素、改變身體的頻率，成爲未來養生的必備知識。

什麼是身體的頻率？我們每個人身體的細胞爲了維持人體的正常運行，每分每秒都以「離子電位」進行各種化學作用，離子電位無時無刻自然散發出磁場，也就說身體就像是一個集合眾細胞磁場的大磁鐵，這種大磁鐵就稱爲身體頻率。身體中累積的毒素往往造成身體頻率降低，而身體頻率的降低，就是造成身體出現各種問題的根本原因。

影響思維與頻率的關鍵

飲食

我們選擇何種食物，身體就會呈現相對應的狀態，如果我們天天攝取「低頻率的食物」，身體自然呈現低頻率的狀態。長期食用化學添加物，由於身體不會馬上顯現疾病，人們就會習慣性的忽視身體傳來的警訊，繼續不斷的讓這些低頻率的食物進入我們的身體，慢慢摧毀我們的健康。

我們必須重視我們的飲食，食用的食物以及飲用的水，都要確保適合我們的身體健康的波動狀態。

正常人的身體中，有百分之七十是水份，水的能量波動高低，直接影響水的結晶與分子分布，長期飲用負面的水結晶會造成身體過度的負擔，形成肉體上的各種問題，最常見的就是疾病，肉體上的很多疾病，其實都與長期飲用負面的水結晶有密切相關。

如何判斷我們的飲用水、食用的食物是健康的？事實上，有幾個明確的準則，能夠判斷食物的好壞，越接近自然與天然的食物，具備的能量波動值越高。

油炸食物以及微波食物，都存在不良的結晶體，因爲存在其中的分子結構，經過高溫油炸及重複微波加熱，早已經崩壞，失去原本的活性，長期食用會造成身體的崩壞；經過化學加工的食品，負的結晶體影響更甚劇，長期食用，身體自然會出現問題；利用農藥或是化學肥料生產的食物，由於生產環境受到影響，已經偏離自然與天然的狀態，生產出的食物結晶體能量也受到影響，相較起來，有機天然方式與自然農法種植的食物，具有較高的身體療癒力，因爲它最符合大自然的耕作法則。

破壞食物的隱形殺手

輻射汙染

針對輻射汙染，分爲廣義及狹義。

狹義來說，輻射汙染指的是人類科技文明所帶來的汙染，包括二次大戰後，原子核試爆、核能電廠爆炸、核能高度運用所產生的汙染地球之核廢料，以及在工業、醫學、生化科技等相關之發明，所帶來的輻射汙染，及廢棄物回收加工後，又變成人類居住的建材和生活用品……，隨著無線網路的WIFI普及，電磁波的干擾，也成爲汙染源之一，還有電視、電腦、微波爐、烤箱、電冰箱、電磁爐……等都屬於輻射汙染。

就廣義而言，因大氣層破壞，宇宙的輻射塵隨之進入地表，影響氣候、水文，進而造成人類生存環境的汙濁；或人類居住的環境趨於都市化，環境狹隘、嘈雜擁擠……，這都是輻射的廣義影響。

而人與人、人與物之間，也有所謂的「生物能」或「磁場」的影響，物以類聚或蝴蝶效應。

輻射汙染的轉機是一種物理的變化、是一種質能互變，即是「相對論演繹之 $E = mc^2$」，當一通從他處打來的行動電話，可以被探測器所偵測，而以發紅光之二極體顯示，電腦、IPAD、智慧型手機無不受到干擾，就像我們使用手機時間過長時，會感受到手機發燙一樣，這類無形的影響，因為看不見而容易被忽略，然而，一旦我們透過量子儀、光譜儀、遠紅外線掃，或特殊底片影像，這些原本無形的物質就會立即顯現，輻射汙染便是以「無形」的力量影響著人類。

針對輻射汙染的治療方式主要是以「遠離」及「除去輻射源」為主，現在則是以「訊號」反制，但我在這裡要特別提出的是，透過質能互換，將營養或人體必要之元素，如高劑量Vitamin C注射體內，提升身體的自我保護能力，形成強力的保護網，以防止輻射汙染及干擾。

生物鏈毒素汙染

人類身處大自然中，離不開生物鏈制約，人類製造出的化學汙染物，肥料甚至飼料，透過空氣、水、土壤、礦物、植物、哺乳動物、大型動物等，以任何方式，吸入、食入，如油炸、醃漬的食用化學添加物的動物肉製品、殘存農藥的生菜沙拉、水果；原油汙染的海洋生物；食物防腐添加劑……進入我們的身體，日積月累地危害我們，造成各種疾病。除此之外，我們自己也是造成生物鏈的毒素傳遞的主因，如抽菸，父母抽菸，或懷孕的人吸到二手菸，易造成畸胎或影響胎兒的智能發展，孕婦在孕期間抽菸或吸二手菸，還可能導致流產。另外，不當的接種疫苗，也會產生記憶型的生物毒素，多種疫苗混雜，不但累積且釋放訊號干擾正常免疫功能。染髮也是一種自體間接、直接的化學汙染，由頭表入侵肝腎等臟腑，對人體的影響深遠，但卻嚴重被忽視。

生物鏈毒素汙染的機轉乃是一種複雜的化學變化，牽扯到生化、生理、病理、分子生物、基因工程、藥理等；當這些食物帶毒素進入體內，在血管壁與其他物質作用產生附著、堆積、沉澱……若發生在冠狀動脈，則叫粥樣動脈硬化，當阻塞到一定程度，會出現胸悶、氣喘、胸痛等症狀。

生物毒素的治療是一項艱矩的工程，消除自由基，排除毒素，必須借由螯合療法，才能有效地排出毒素。

重金屬汙染

重金屬汙染包括土壤水源被鉛、汞、砷、鎘……汙染得十分嚴重，牙科鑲牙、塡牙所用之材質，美白、彩妝、粉底、眼影口紅、指甲油等低重金屬含量的毒物連鎖效應。

重金屬汙染的機轉會形成一種生理的「電子迴路」；在金屬混合物停滯、堆積處，造成了類似電容或像半導體一般，形成短路系統或原地打轉；日積月累，受到身體極化的影響，又會成爲一種小磁場，放出干擾波，因此嚴重影響到測定與判讀及治療。

適當之螯合療法、同類療法，注意身體的酸鹼值，再加上大量飲水與食用藍藻、破壁綠藻，是將重金屬排出的治療方式。

身體毒素的來源

【第一類毒素】生物性毒素或疾病產生之毒素

主要指各類型菌種感染之狀況。指數愈高，受感染的程度愈高，至於是否發炎和產生併發症，視體質與免疫狀況而定。例如某甲之濾過性病毒指數較高，但由於免疫力強，僅產生短暫的感冒、腹瀉等症狀來排除殘毒，但若免疫力低弱，可能引發傷風感冒延續一週以上，或甚至在毫無症狀之下，身體產生退化性病變。

例如：

阿米巴原蟲	立克次體（常存於恙蟲、跳蚤、壁蝨等之細胞漿中或游離於其腸管中之多形性微生物）
細菌類、無芽胞桿菌屬	疫苗殘毒
黴菌類（以有機物維生的植物，包括草、黴、菌）	濾過性病毒
原生動物門，原蟲類（此乃最低等之動物，多藉由偽足、鞭毛或纖毛來運動；無運動器官者藉芽胞繁殖）	蟲體（如蛔蟲、吸蟲、絲蟲等）
次病毒蛋白體（主要引發海綿狀腦病變）	食物毒素

【第二類毒素】異生物性毒素或無生命之毒素

主要指各類型外在環境所引致的毒素，如水源汙染，空氣汙染、食物中之汙染、因工作性質而接觸到的化學品及輻射線汙染等。指數越高的項目，受汙染之程度就愈高，這些毒素會不會累積於體內，引致無數無法估計的疾病。

像是……

補牙毒素	農藥
石棉	重金屬
食品添加物	輻射電磁波
環境化學毒素	化學藥品
鹵族氯化物	潔膚用品
工業毒素	新陳代謝產生的毒素

【第三類毒素】遺傳瘴毒或族系中身質不良體質

主要指各類型會經由家族遺傳傳遞的毒素，能夠遺傳幾代會因族系不同而異，但指數愈高，可能罹病的機率就愈高。並非絕對，而是說明一種體質傾向。例如：受測者之癌指數較高時，可能代表此人之先天體質比一般人容易罹患疾病。

例如：

敏感、過敏	牛皮癬、乾性脫屑
癌、退化	鬚瘡、囊腫
慢性疲勞	梅毒、濕性水泡
霍亂、消化系統不穩定	結核、耗弱、毒
黴菌、濕氣重	破傷風、緊繃、抽筋
痲瘋、結節、皮膚硬塊	疫苗毒、毒性疤
精神壓力	濾過性病毒、免疫
麻疹、斑點	新陳代謝年齡

體外排毒的方式

皮膚是排毒的主要器官，屬肺經，因爲肺和大腸相互影響，所以皮膚反映出大腸的健康和清潔狀況。大腸清潔後，皮膚自然透明有光澤，皮膚出現毛病，顯示身體正在排除肺和大腸所無法排出的毒素。

乾刷皮膚

用天然的刷子或絲瓜刷皮膚，就能去除老舊細胞，刺激血液循環。乾刷後皮膚可以直接淋浴，不必使用肥皂，刷時朝大腸的方向刷。

乾刷皮膚排毒法

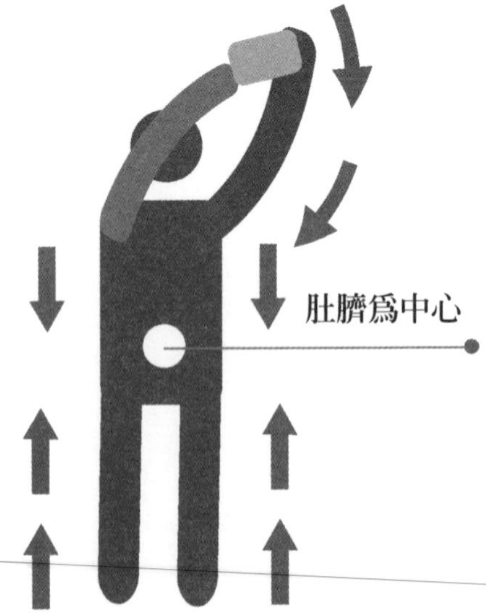

以肚臍為中心向內側刷

熱冷淋浴

這是一種相當刺激性的淋浴法，可以增加我們的血液循環和對冷的抵抗力。

作法是：

①先開熱水淋浴二至三分鐘，然後改爲三十秒中冷水，一共重複三次。

②第一次轉爲冷水時，將熱水慢慢關掉，水由熱轉溫再轉涼。

③要保持身體的熱度不散失，可以將雙手交叉壓在腋下，腳不停跳動。

陽光冥想法

留在我們磁場身上的雜訊，比較難辨認，多半是由於環境中亦或自己負面的情緒所造成，如生氣、恐懼、憂慮、焦慮等。我們可以在淋浴時，藉由太陽的觀想來將他們清除，觀想太陽光照在全身並進行沐浴，以淨化身體磁場上的汙染。

陽光冥想法

適合憂鬱、不安、恐懼、失眠

醋澡

以天然蘋果醋泡澡淨化也是一種清理個人身體磁場的方法。用一杯天然的蘋果醋加入半盆的洗澡水，泡二十分鐘。

海鹽澡

澡盆內放三至四磅的海鹽，泡二十分鐘，這有助於將體內的毒素由皮膚排出。

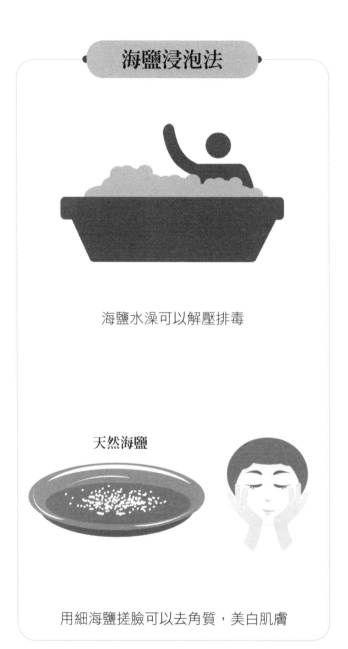

海鹽浸泡法

海鹽水澡可以解壓排毒

天然海鹽

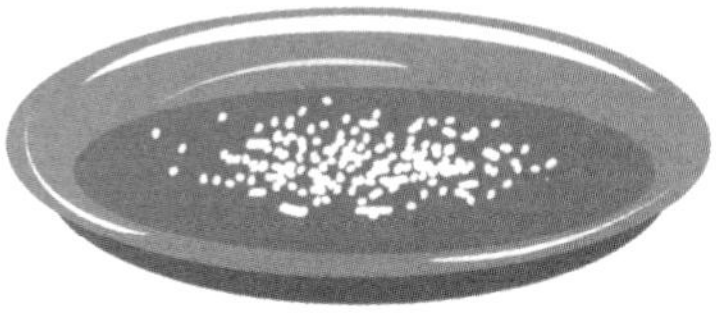

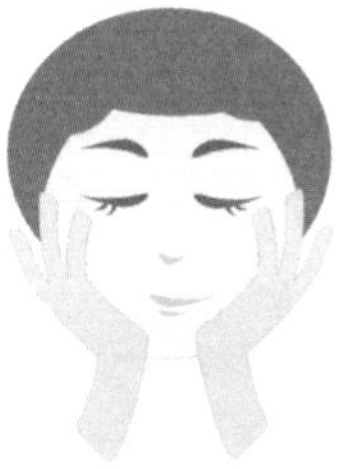

用細海鹽搓臉可以去角質，美白肌膚

放射線清理法

天然海鹽與蘇打澡，有助於除去體內的放射線，乘坐飛機或做放射治療後，可以在熱水中，混合一磅海鹽和一磅蘇打粉，泡二十分鐘。接受放射治療者，可以每星期泡一次，持續幾個月。

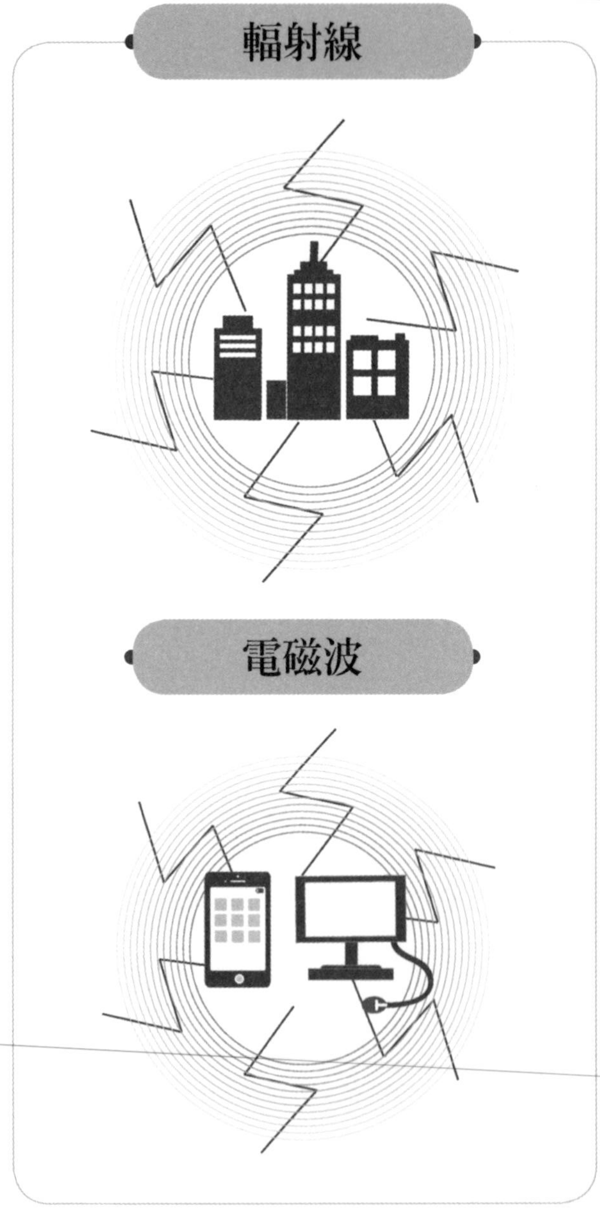

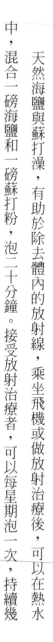

口腔重金屬清理

水銀合金（或稱汞合金）之使用已經有一百三十年以上的歷史，當代西方醫學，仍然堅持水銀合金補牙的合法性，然而水銀是一種毒性極高的重金屬，卻在牙科塡料中，占了百分之四十五至五十六的高比例，許多健康失常的問題，與其有相當大的關聯性。

水銀會由合金中滲漏，而流至全身各處，包括腦部，水銀量的多寡與免疫系統功能失常、以及自發性免疫系統症狀有相當大的關聯性。

正確的去除口中的水銀並不能如一般程序，需要專業的設備與保護措施，透過擁有正確概念除汞牙醫師協助治療。

汞牙的潛在問題

牙齒的成分含有重金屬「汞齊」，即是現代醫學所倡行運用水銀合金，來進行補牙的工作。

美國牙醫學會一向對外宣稱汞齊是穩定的合金，一直到一九二〇年，德國化學家阿費德·史塔克認爲自己身受汞齊的危害，以及一九七三年美國賀金斯牙醫知道汞齊對身體會產生巨大的傷害，才開始爲病人除汞，結果百分之十至十五有牙齒疾病的病人便開始痊癒。

隨著不同型態的汞蒸氣測量儀器的出現，如金箔汞蒸氣儀、原子吸收光譜儀等，可以精確測到汞齊所釋放的毒素，另外許多移除汞齊的牙醫及病患也發現，一旦移除汞齊，隨之而來的除了是牙齒癥狀的康復、更使身體各種病癥消失。

汞齊對人體的影響非常深遠，但大多數的人並不知道口腔中居然補了一顆毒牙，每天折磨著身體，美國重金屬防治協會表示汞是鉛毒的五百倍強，在任何溫度下汞的毒性比一般金屬來得高。

骨質疏鬆症

骨髓細胞對重金屬非常敏感，但是骨頭含有重金屬的情形卻很少被檢測出來，細胞實驗發現，造骨的細胞對於汞毒非常敏感，這也是爲什麼許多人口中有汞齊的人，牙齦會容易流血、萎縮、齒鈣流失易動搖的現象。

重金屬如果囤積於骨骼，晚年則發生骨質疏鬆，因爲鉛汞毒素被釋出後，中毒現象就會慢慢浮現，一般主流的醫院與醫師較少檢查重金屬的含量，所以較難以了解病癥是否由重金屬所引起。

不孕症

體內過量的重金屬將導致不孕的發生。德國海德堡醫師檢測不同婦女尿液中重金屬的含量，實驗結果顯示，排除重金屬後，這些婦女的病癥如：子宮肌瘤、流產、巧克力囊腫、賀爾蒙失調與重金屬有明顯的關聯的症狀，將重金屬排除後，有這些症狀的不孕婦女反而增加其受孕的機率。

兒童發育不良

母親的母乳中含有汞金屬，小嬰兒本能就會拒絕喝母乳，而母親母乳中的汞含量與其牙齒有幾顆汞齊呈正向關聯，若嬰兒本能的拒絕喝含汞或不好喝的母乳，請媽媽不要強迫餵食，這對孩子的未來發展一定會有影響。

心血管疾病

心血管疾病受汞金屬的影響，至今已有許多研究已相繼被證實，一九九九年義大利發表研究結果顯示，十三名猝死的原發性心肌擴張的運動員，經心肌微量分析後，發現汞金屬的含量是一般質的兩萬兩千倍，銻是一萬兩千倍，汞與銻的倍增會讓粒線體以及心肌受損，導致死亡。

近期的研究也顯示，無汞齊者心血管較爲健康，有汞齊者常會有胸痛、心跳過快、貧血、疲憊、易累、賴床等習慣。但在移除汞齊後，心跳過快、血壓問題、心律不整、胸痛等的症狀都會得到改善。

免疫力失調

與汞齊有關的免疫力問題，發生在免疫功能的喪失與免疫功能的過度反應，過敏性皮膚炎與紅斑性狼瘡是免疫功能的過度所引起的疾病，典型特徵是皮膚乾癢難忍，根據日本學者的研究，在日本西部三百名罹患過敏性皮膚炎的患者口中皆有汞齊，約有百分之七十的人，在汞齊移除後，一年內病情得到改善，其中百分之五十八的人將會痊癒。

而癌症的發生則是免疫力喪失時所引起，許多案例顯示，汞齊與癌症有密不可分的關係，汞齊會抑制T型淋巴球功能，長期抑制免疫系統即提高癌細胞生存的機率導致癌症的可能。

腎臟問題

汞離子會堆積在腎臟，且會隨著時間累積，有檢測的報告顯示，一位口中含有汞齊的患者，其腎臟的汞含量是一般人的三倍之多。汞齊會破壞細胞膜在腎臟細胞製造過量的氧化氫，嚴重破壞細胞膜將導致腎臟問題。

而且汞和一些金屬也會藉由免疫複合體誘導腎小球產生病理問題，這些不溶於體液，且易囤積的沉澱物，與許多腎臟病變的發生息息相關。

腦神經病變

不過，汞毒害最爲人知曉的是易造成腦神經的病變，汞齊與阿茲海默症、帕金森症、多發性硬化症、憂鬱症等也有各方研究證實與腦神經病變相關。

除汞要素

除汞時，牙醫師與患者爲了不受到汞齊蒸氣的影響，會有防護的穿著與專業的設備。而且進行時一定要戴上裝有專門濾汞的濾心防毒面具，必須穿拋棄式衣服，避免汞蒸氣交叉汙染。

在除汞蒸氣之前，要先在補汞齊牙附近牙齦放入綠藻，因爲綠藻可以吸收汞毒。

空氣過濾器必須放在病人口腔附近，移除後能須持續運轉一段時間。汞是非常毒的化學物質，在除汞時會釋放出大量的汞蒸氣，若沒有適當的保護措施，汞蒸氣將會充滿整間牙醫院。

汞是如此有毒的化學物質，大部分的人身體除了現今汞齊補牙是汞毒素的主要來源外，職業的環境汙染、食用魚類、疫苗、含汞電池等，也會有汞中毒的危險。

體內排毒的方式

大腸是排泄的主要器官，如果長期便祕，會造成慢性中毒的現象。以熟食爲主的人，腸子可能積存了五至二十五磅的廢物，這些毒素在腸內一再被吸收，自然會影響身體健康。想要保持大腸的清潔和健康，多食用新鮮沒有加熱的蔬菜、水果以及適度運動。

《聖經》中曾記載耶穌對身體衰弱的人說：「用太陽光照熱的河水清洗腸道，將南瓜裝水掛在樹枝上，以南瓜蔓爲導管用灌腸方法清洗大腸。」

過去的先人告訴我們，腸道清洗與轉化是一種優良且快速的療癒方式，屬於實體化的療癒法，能夠將肉體的毒素與負面物質排出，清除隱藏在身體內的不良訊息，穩定身體的能量，達到提升肉體振動頻率的效果，減少肉體能量受損形成種種的問題。而此腸道清理法，實際上是一種透過徹底清洗腸道，排出體內毒素，轉化細胞記碼的療法，它可以改善便祕、糾正腹瀉、調節腸道菌群失調、調節內分泌失調等作用的療癒方式。

火山灰消化道清理法

火山灰是一種火山爆發後產生的白色粉末，具強大的吸收力，它可以將附在腸壁上的黏液以及毒素排出。調配方法為：將一盎斯火山灰加入一杯水中，並一邊攪拌，直至調成稠糊狀，倒入玻璃瓶內保存。

每天早晚各服一次，連續二至三個星期，在此期間最好素食。早飯前以一杯溫水加入一湯匙調好的火山灰漿調勻使用。晚飯前再服用一湯匙調好的火山灰漿，直接服用不必加水，可以每年或隔幾年實行一次。

灌洗腸

大腸有如一條五呎的管子，長期使用，腸內壁會有髒的毒素，以清水灌洗是去除這些殘存毒素的方法，藉由機器的壓力或用虹吸式原理，將水溫緩緩灌入大腸，注入後停留一會兒即會有便意，再將廢物排出。美國渥克醫師建議，灌洗腸如同洗牙，一年可以進行兩次大掃除，全部過程大約一小時。

排肝毒

半杯溫水加一個檸檬，一湯匙糖蜜、一茶匙天然橄欖油、少許紅椒粉，早上空腹喝下，連續十天。

排膽結石

1. 每天吃四到五個蘋果，或喝四杯蘋果汁，連續五天，其他飲食正常（少油）。蘋果汁是軟化結石，使其易於排出。
2. 第六天晚飯不吃，晚上六點喝一杯加入一茶匙瀉鹽的溫水，晚上八點再喝一杯相同的瀉鹽溫水。
3. 第六天晚上十點，以半杯新鮮檸檬汁，與半杯橄欖油攪拌均勻喝下，檸檬汁可軟化膽管，橄欖油促使膽囊大量分泌膽汁，把結石沖出膽囊，排出體外。
4. 第七天早晨上廁所即可排出，浮在水面的綠色油狀圓形物即是結石，大如草莓，小如細砂狀，如果第一次排出很多石頭（有些人甚至排出一百多粒），過幾個月再重複一次，一般人一年可做一次。

排毒的好轉訊息

當身體排出不良訊息時，常會出現一些癥狀，一般稱爲「好轉訊息」，然而這些身體好轉的自然的現象，常會被誤解成疾病，或是身體器官的問題，導致許多人心中產生無謂的恐懼，當恐懼感大到被潛意識接收時，就會間接造成身體健康的問題。

部位	好轉訊息
頭頸部	頭痛、頭暈、焦躁不安、易怒、失眠、嗜睡、倦怠感、耳鳴
嘴部	口渴、口乾舌燥
皮膚	皮膚起疹、長青春痘、多汗
胸部	心跳加速、心悸、心律不整、胸悶、血壓過高／低
腸胃	反胃不適、噁心、嘔吐、脹氣、便祕、腹瀉、放臭屁、排臭、黑便、長痔瘡。
生殖器	生理痛加劇、性慾減少
泌尿	小便不順、水腫、頻尿、尿味臭、尿色黃、尿起泡
其他反應	全身痠痛、無力、手腳麻痺、發燒、感冒

被誤解的「好轉訊息」

只要曾經治療不完全的疾病，不論是小時候罹患或是最近發病，都會逆著時間往前重演一遍。觀照這些症狀，面對它們造成的情緒或心靈變化，有助身心靈統合性的好轉。

健康的人每當毒物侵入身體，人體的自癒功能便會產生作用。舉例來說，外食若不小心吃到不潔的食物，像細菌過多的肉類或含農業過高的蔬菜，身體便會即時做出反應，以腹瀉、輕瀉，甚至嘔吐清除毒物，一旦毒素被清除，身體便立即感到十分舒服，又如小朋友身上的病毒被共振激

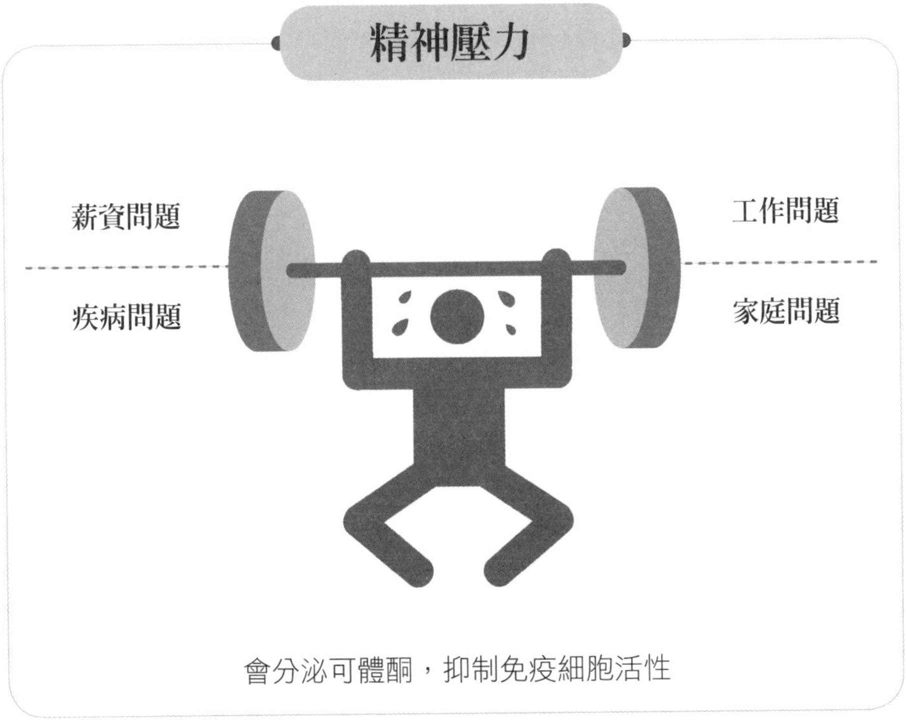

發以後，皮膚會突然出疹或感到很癢，但不消數天，膚疹和癢的感覺便會消失，這是因為免疫系統發揮作用，把毒素往最接近病源的器官，或往當下排毒機能最佳的組織運送出去的結果。

有時候，接受斷食療法或其他自然療法的人也會產生好轉訊息，當你選擇正確地面對「痛苦的好轉現象」時，身體就會變得輕快有勁，疾病也就會被療癒。一種好轉訊息頂多持續三至七天，會因個人生活習慣、年齡、服用

排毒好轉反應

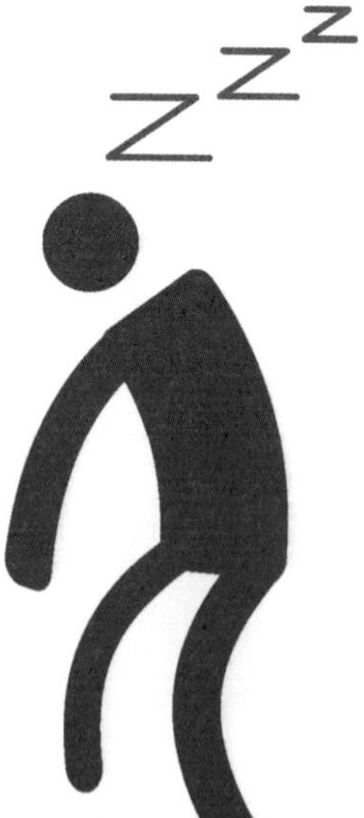

可能膽產生的癥狀
嗜睡、倦怠、口乾舌燥

量、病情、體質、健康狀況等不同而有所差異。有時「好轉現象」不會一下子同時發生，而是逐漸地在不同部位，間隔一段時間緩慢進行，這樣的人可能會有一至二星期的困擾，此亦反應出身體狀況在初次看診時就已經相當不好，多階段反轉過程（累積長達一、兩年者也有）才能讓身體趨向健全。

「好轉現象」並不是副作用，一般而言，人的生理反應週期平均約九十天，如能按照量子醫學原理，以排毒、補充營養、舒緩情緒、調整脊椎骨等自然療法去調養身體，忍耐各個階段或療程中短時間的「好轉現象」，體質將可逐漸獲得明顯改善。

治療過程若產生較爲劇烈難受的反應，多傾聽身體內在的訊息（多休息），不加抗衡；同時，因爲激發身體自癒功能的目也同時開始運作。

好轉訊息之簡易處理方式

每個人的好轉反應現象，都不盡相同，我整體歸納如下表幾個原因與建議處理方式，提供給各位參考。

反應現象	原因	處理
皮膚癢	免疫系統增強，白血球吞噬皮下細胞或毒素。原本腎功能不良者，毒性重新回流至微循環。背上熱、痛癢（通常皮膚乾燥而有顆粒性抓斑），多半是汗腺或皮脂腺功能改善前的現象。風疹塊癢是典型的膽汁回流（肝膽不好所致），體質改善後就會恢復。	乾燥桑白皮5至10克，用400 cc水煎到200 cc，一天分三次飲用。
頭痛	頭部神經傳導或血液循環不良；牙齒汞齊揮發或回流血中造成的血管收縮不穩定。	使用天然有機檸檬精油擦拭。
耳鳴	金屬牙材質電位重整。	注意電解質平衡攝取。
昏睡	慢性肝病、尿毒等患者細胞修補時需大量能量，人體會誘導疲累反應製造恢復機會。	昏睡會隨著細胞恢復漸漸正常。
眩暈	內耳電位不平衡或貧血患者血流重新分配。	配戴白水晶。
嘔吐	腸胃有積滯的食物或毒物，無法由下焦排出。有時太陽神經叢之反應性增強所致。	按摩腸道、炙足三里。
青春痘	皮脂腺分泌增強或毒素排除加組塞毛囊，脂肪或毒素會直接被活化的細胞排除。	注意臉部清潔，約兩、三週就會消失，切記勿擠壓。
流鼻血	末梢血管脆弱而頸部血流量增加或恢復正常	血管彈性增強後會改善。
口乾舌燥	細胞活動增加，就像運動後會口渴。	應多喝優質水。
痰多咳嗽	肺部及氣管分泌細胞活化。	常輕撫胸部肌肉。

頭皮發癢	新細胞生長快，被細菌破壞的頭皮細胞脱落。	輕柔頭部或用梳子前後梳按。
眼部分泌物增加	眼睛周圍循環改善，滯留物排出。	做緊閉眼瞼動作，揉太陽穴。
食量減少	飽食中樞有抑制食慾的反射。	別勉強進食並注意食物的質量。
胸悶	臟腑血流需求增加，心臟工作量亦隨之增加，心肌會有相對性缺氧現象。	進行擴胸運動，持續半小時以上時，請減半。減量後仍不適請先禁食。
心跳加速	心肌原本無力或血虛，而現在基礎代謝率增加。	多讓身體平躺休息，勿過勞。
胃部疼痛	曾有胃、十二指腸潰瘍或慢性胃腸炎病史者。有時是橫結腸脹氣要排出的蠕動造成，注意有時是胰臟酵素製造或胰管分泌動力異常所致。	若按壓會痛，請增加排便次數；若按壓舒服，請用手撫按痛處或熱敷可增進循環。
腰部痠痛	先前有骨骼神經受壓迫、腎臟功能不良或附近組織循環不佳、過度肥胖、或女性子宮機能較差、韌帶結締組織鬆弛者。	電針治療，並注意坐姿及胸腰脊椎的矯正。
關節痛	體內組織間之尿酸或其他代謝廢物排出會產生暫時性發炎反應。	冰敷減緩發炎；用乾燥合歡皮煎汁塗抹。
尿液量增多	曾有腎臟、胰臟、膀胱疾病或吃過利尿劑、高血壓藥物等就會有的現象；也可能在糖尿病或過去有泌尿系統感染者身上出現。	抗利尿激素會暫受抑制。盡量不要憋尿也不要限制飲水量。
尿液白濁	過去腎絲球有感染或蛋白質流失；脂肪蛋白質類攝取過量，新陳代謝負荷多。	請做蛋白質檢驗，一個月後再比較改善程度。

反應現象	原因	處理
尿液氣味較濃	細胞內毒素經由腎臟過濾後由小便排除。	毒素排出一個階段後會漸漸恢復正常。
大量排氣	腸胃蠕動速率加速，表神經內分泌功能改善；有時是腸內菌叢生態重新平衡的代謝結果。	可食蔬果泥。
脹氣	平時腸胃蠕動不良者當蠕動增加時，有時會有更多新陳代謝氣體或廢物出現。	多運動；早晚喝20 cc蘿蔔汁。
下痢	原本大腸機能差，宿便及毒素未排除，現在局部免疫力提升，會有發炎反應。	通常每天約二至三次，但沒有太大不舒服，會逐漸消失。
便血	有痔瘡或大腸長瘤者會有的現象。	持續一週，須看專科醫師。
血尿	腎或膀胱結石，石頭已經開始鬆動，或已排掉。	若無痛感則觀察直到消失。
月經不停	子宮內之血管脆弱或有長瘤者，情緒睡眠尚未調整好，亦可能是感染在反轉。	持續兩週，須看專科醫師。
子宮痛	劇烈疼痛不停，可能內膜異位或腫瘤在復返。	1公克乾燥紅花加入熱水泡，微溫飲用，一日三回。
體重增加	肝、腎機能不良，必須等免疫力提升或肝臟功能大部分回復正常後才會逐漸改善。有時會有暫時性水腫，但一、二週便消失。	需要持續增加滋養及營養平衡，勿因體重增加而恣意減少營養攝取。用紅豆40克小火燉煮400 cc水，取汁喝。

體重下降	免疫力和新陳代謝速率增加，巨噬細胞會吞噬多餘脂肪，也會排除身上鬱積的水分。	多飲用流質飲食，包含精力湯、紅蘿蔔蘋果汁。
手腳末端麻木刺痛及觸電感	末梢神經傳導或血液循環改善的好現象。	用棗子（大棗）10公克加300 cc水煎，分一日三回。
抽筋	神經傳導較差或阻滯，開始改善時會有短暫膜電位不穩定現象，離子失衡易造成肌肉異常收縮。	休息即可，但勿飲用冰、酒或進食辛辣食物。
中性脂肪增加／血糖值提高	浸潤血管壁之脂肪正在析出或細胞內殘餘之糖分正在排出。	可取15克連錢草，以400 cc煎煮至半，分三次飲用。

清理案例篇

個案8

長期的偏頭痛

◎親愛的保羅博士您好：

我的偏頭痛問題已經影響我將近十年幾年的時間，尤其是冬天時，我甚至會痛到無法站起，如果頭痛發生在晚上，便會導致我失眠一整夜，這樣的狀況讓我的精神時常處於崩潰的狀態。

今年因為我的孩子出生，為了照顧孩子，我偏頭痛的症狀持續不斷的增加，甚至讓我有憂鬱症的狀況，過去我仰賴止痛藥來暫時舒緩我的症狀，但最近這些藥物已經漸漸開始無效，這已經嚴重影響我的家庭生活與工作，讓我像活在地獄般的痛苦，請博士救救我，我只單純渴望擁有個健康安定的身體。

德蕾妮

親愛的德蕾妮　您好

從你來信中的訊息中，我看見你身體症狀的主因擁有著重疊的多重檔案訊息，這些多重狀況進而導致你的憂鬱症與頭痛。

物質層面的原因來自於你的牙齒中擁有著重金屬的殘留物。

殘留在你細胞記憶碼中與父親間的童年創傷經驗。

靈魂層面的原因，來自於過去式，您曾經是一位情緒極為暴躁的商人，你曾用言語暴力來傷害與你交易的客人與周遭的人。

關於身體疾病想恢復健康，真正療癒根源的方式，必須同步改變物質層面與清理靈魂層面的問題根源，許多人時常在疾病發生後，只使用物質層面治療，但這樣的方式並不能獲得完整的整體療癒，因為人類是三位一體的組合：身體、靈魂、心智，除了肉體上的物質方式治療，必須讓靈魂的創傷一起被療癒，這才能真正清理問題的根源。

在清理你的細胞記憶庫後，我看見你的牙齒上的處理，必須尋找一位黑人醫師來為您處理。附給您的細胞專屬淨化文，你必須每日反覆念誦七十二次，此次數是能真正清理到您肉體的波動次數，這不僅可以幫助你的細胞記憶碼放下過往童年的創傷經驗，並能平衡前世能量層面的影響。

保羅　博士

個案9

意外的疾病

克麗絲坦　位於紐約

我永遠忘不了意外的那一夜，那一夜徹底讓我感受到生命的無助與重大打擊，在我八年級的一堂體育課時，我被一顆突如其來的籃球砸到臉，鼻血慢慢地流出，且血流不止，最後我感受到頭部的強烈灼熱感就昏迷了過去。當我在醫院清醒時，醫師與父母都在我的身旁，我只看到媽媽正在啜泣，醫師告訴我一件殘酷的事實，就是我罹患了白血病。頓時我覺得人生一片黑暗，都還沒享受到生命的美好，就已經被剝奪青春的時間，我覺得非常的痛苦，感到非常不公平，我無法想像為什麼這樣的事情會發生在我的身上。

父母在朋友的介紹下得到博士的信箱，母親問我有沒有什麼想詢問的問題，一開始我對這件事毫無興趣，並只簡單的問了一句：我只想知道，我的病還有沒有希望？因為化療的副作用讓我對人生已經喪失任何希望，我就像一具行屍走肉一般，每天苟且地活著，然而保羅博士的一封回信，讓我覺得我的生命有了希望，看著信的內容，我淚流不止，我心裡清楚這是內心深處的觸動。

保羅博士告訴我：「當生命遇到臨界點時，你也許會選擇放棄或是選擇挑戰奮鬥，但這些都不重要，最重要的是，保護好愛你的靈魂，別讓祂受到傷害。」讀到這些文字，我的內心彷彿如觸電般的清醒，這讓我感受到自己靈魂的存在，博士在信件尾巴也強調我的病情會康復的，只要我願意開始相信自己與更高層次的自己，最後都能得到療癒。

信中也提到我的細胞記憶碼報告，報告中提到我有一世在法國出生，當時我與母親相依為命，但是母親突然地離去，讓我深受打擊甚至得了憂鬱症，從此沒有快樂的一天，最後抑鬱而離開人世。因此我的細胞記憶碼在短時間內累積過多絕望能量，這些負面能量也是影響我靈魂生病的主因。細胞記憶碼報告的內容，讓我感到不可思議，因為從小我內心就有一股悶在胸口的負面感受，我不清楚那是什麼，只是這種感受常讓我情緒與思緒變得遲鈍，也許這就是博士提到的負面能量。

保羅博士在信的最後面留下屬於我的「專屬細胞甦醒祈禱文」，她告訴我，每當我感到痛苦時就默念它，禱文能讓我的痛苦降至最低，並且清除細胞記憶碼裡的負能量，剷除癌細胞的根源，另一方面，博士也提醒我關於油與水的攝取，他建議我使用西班牙產的橄欖油以及法國的水，因為我的前世都待過這兩個國家，西班牙的橄欖油可以讓我強化免疫系統的調節，而法國的水可以促進循環系統的通暢。

我很積極地依循博士的詳細指示，念頌禱文也是我每日最快樂的時間，半年的時間，我的病情就有明顯的好轉，癌細胞的比例逐漸下降，漸漸地我脫離了化療，接著我用自己的雙腳走出了醫院，在我罹患血癌時，從來沒有想過奇蹟會發生在我的人生中，直到我踏出醫院的那一刻，才真正了解只要不放棄希望，奇蹟就在不遠之處。

個案10

父親的記憶衰退症

葛瑞安　位於加州

很榮幸能與各位分享我的心路歷程，這段清理淨化的歷程，讓我第一次體驗到奇蹟的發生，期望我的故事能為更多的人帶來希望與療癒疾病的信心。

過去我的父親是一名時常憤怒的會計人員，自從他去年離職退休後，記憶力不斷地衰退，他開始遺忘各種事情，從前幾天遇到的人，到前幾分鐘之前剛發生的事情，漸漸的他甚至忘記了家人們的姓名，最後父親被醫院症斷出罹患了失智症，當我在醫院聽到這個名詞時，整個人幾乎無法呼吸似的悲傷，因為我知道這個病的意思，清楚即使我有錢或是時間，都無法讓他回到以前的模樣。回到家中後，我也嘗試了各種方式喚醒父親的記憶，但無論何種方法，始終未有改變。

在我第一次鼓起勇氣寫信給博士時，我幾乎不報任何的希望，畢竟我已經試過各種方式，然而，保羅博士讓我重新燃起了希望，他告訴我，我的父親需要清理的是整個家族的細胞記憶層面，這場病是靈魂在主宰。信裡博士強調，只要持續清理，將能將此狀況康復。這讓我更充滿了信心，相信我自己能夠幫助我的父親，讓他找回失去的自己。

保羅博士提供給我父親的細胞記憶碼報告，裡面內容提到父親的細胞記憶碼大部分的思維空間是憤怒與恐懼的狀態，報告提到父親的細胞記憶碼深處非常渴望突破現狀，但他僵硬的思維讓他無法平衡這些能量，長久下來大腦的功能便漸漸地退化，才導致記憶衰退的發生。

細胞記憶碼報告中進一步顯示，父親在推廣自然保育方面，還有未完成的使命，因此如果讓他接觸相關的電影、書籍與音樂，能夠刺激他的大腦活化，讓他憶起過往的回憶。

我依照博士的方式協助父親，起初父親對自然生態與保育的相關資料，無任何反應，但我始終不放棄，因為我知道這是父親的意識又在阻擋著他靈魂的渴望，我依舊將滿滿的書籍與影片放置在父親的床邊，最後某次夜裡，我看見父親竟然開始在閱讀這些書籍，並主動問我內容，這讓更有了清理的信心。

我同時依照博士給予專屬食譜的指引，為父親準備真正適合的食物，全家人也會在睡前為父親一起念誦清理文，過了幾個月的時間，在一次全家人一同享用早餐時，父親突然開口記起過往回憶的片段，媽媽當場激動地抱住父親，我永遠無法忘懷這感動的畫面，這一天是我生命中永遠最溫暖與感謝的一天。

Chapter 4

未來醫學

未來醫學是全新的概念，本章將提出全新的療癒方式，跳脫過去限制的框架，讓你的身體與靈魂展開進一步的提升與擴展。

細胞記憶庫

每個人身體背後實際真正運作與操控的龐大精神力量，就是細胞記憶庫。

細胞記憶庫的本質是純淨無瑕的，它以高波動形式存在，是源自於造物主的意識能量，屬於造物主的一部分，因此本質上與造物主無異，都是以愛、感恩、光等正面意識型態的釋放與展現。

細胞記憶庫爲無形、無法碰觸的一種意識本體，這種本體能夠永恆的存在，有些人稱精神本體爲生命的泉源，或稱作愛與光組成的生命，這種意識本體源自於萬物之源的造物主，且都具備造物主的創造性能量與力量。

而且細胞記憶庫都只爲了一件事而存在，追求最高的愛與創造。

物質世界與訊息世界

物質世界是肉眼可看見、可觸摸、可感覺的世界。

訊息世界是肉眼無法覺察與感知的世界，也是細胞記憶庫所存在的世界。物質世界的任何東西依然是由波動所組成的，相較於訊息世界，物質世界的波動振動頻率較低，因此物質世界不容易改變既有的型態。

但所有物質世界的萬物，都是從訊息世界累積創造而成，當重複、相同的精神訊息累積成一定的量時便會轉換爲物質。

細胞記憶庫造就現在的樣子

每個人的生命經驗無論是好或壞，都有它存在的意義與價值，而細胞記憶庫就像是一個導演，它永遠有最宏偉的安排，因此我們必須對生命負完全的責任，但很多時刻我們被大腦侷限，誤解自己眞正想走的方向，因而在人生的路途上走了錯誤的道路。

累世、今世無論我們所做的任何事情，所思考的任何想法，都紀錄在細胞記憶庫之中，細胞記憶庫再透過細胞記憶碼作用，創造你現在的模樣、你的生活以及你所體驗的各種情境。

當你理解周圍的一切都是細胞記憶庫所創造的，也都是過去的自己所創造，並接受你是一位創造者，然後運用細胞記憶療法清理與轉化那些負面的創造，另一方面，我們必須時時刻刻控管著我們的想法與思維，儘量不受負面情緒的干擾作用，並維持善良與愛的心，重新塑造完美的細胞記憶庫。

負面思維／疾病的根源

累世靈魂的創傷記憶／潛意識壓抑

累世的記憶，是靈魂反覆轉生而來，其所累積的一切訊息，會在每個片刻中留下深刻的痛楚與強烈的情緒，這些會被記錄於細胞記憶庫中，因此即使你死亡後生命結束，依然會跟隨你至下一世的輪迴。

許多重大疾病或重大意外的發生，都是根源於細胞記憶庫中累世傷痛與記憶。我有個案例時常頭疼，頭疼的位置爲左腦下方，看了許多醫生都找不出原因，後來我調閱他的細胞記憶庫，才發現他的某一世是進入美國的開拓者，在開拓的過程中，他與當地原住民發生激烈的爭鬥，不小心後腦被人用箭射中，當下他感到極大的痛苦，這個記憶因爲痛楚太過強烈，導致在細胞記憶庫中留下深刻的細胞記憶碼，因此即使轉世了，這個細胞記憶碼無形之中還是影響著他，讓他不時會頭疼。

要如何知道細胞記憶碼控制著我們，其實它包含的範圍非常廣泛，大部分人生經歷的痛苦記憶，多是細胞記憶碼的重複播放，唯有透過不斷的清理，才能消除這些舊有的細胞記憶碼。

今世累積的負面習氣

今世所累積的負面習氣，因受到後天不可抗拒之因素，在你的成長歷程中，被輸入到細胞記憶庫中，因此被其信念所控制，像是無意間看見的負面電視新聞、電影、暴力事件……等，許多負面的恐懼言語與圖像，長期下來累積過多，會在你無覺察的狀況下，進入你的細胞記憶庫中，形成負面思維的強大種子，干擾你的想法、身體運作、價值判斷、心情。

有些今世所累積的負面習氣，有可能也並非我們本身自己所接觸的，有些會透過他人進而讓我們也受到影響，例如，你活在一個充滿吸菸的環境，「吸菸」這個想法便非常有可能輸入你的細胞記憶庫中，有些人剛開始並不會受到影響，但久而久之，可能因爲一個突發事件，突然就染上菸癮。

負面習性也會進行轉移與擴散，有時候當朋友找你訴苦、抱怨時，你會無形中受到他的情緒影響，甚至自己也會感覺到憤怒、悲傷，因此你若長期接觸「負面的想法、負面的情緒」，這些訊息便很容易進入你的細胞記憶庫中，讓你在未來處理事情上偏向負面、悲觀。

集體意識的入侵

集體意識是個比較大範圍、全面性的細胞記憶碼，大多深刻的輸入人們的腦海中，通常受集體意識的影響，非常難以跳脫、改變。集體意識錯綜複雜，甚至無法用言語去解釋，在細胞記憶碼的作用下，集體意識讓我們感覺是自然而然的發生。

例如，受了許多歷史背景影響，我們人類的集體意識，認爲「生存必須競爭」、「資源是有限」的想法，讓我們無形中，習慣以「競爭、比較」的方式去面對人生，認爲「唯有競爭、才能成長」，因此這便產生了許多矛盾與衝突，從小至家庭的手足關係、校園人際關係、工作場合競爭關係、大至國家的紛爭，都身陷這樣的矛盾。

集體意識有分國家、城市、族群等，各有著不同的細胞記憶庫，不同的細胞記憶庫，造就不同民族的性格與習慣，甚至同一個國家因爲城市的不同，也會受到不同集體意識的影響。

我們必須透過清理這些細胞記憶碼，讓我們重新從內在得到愛與光，打破集體意識的牢籠與限制，才可以眞正得到自由，從而以最完美的靈性突破人生中的許多瓶頸。

未平衡的能量

東方人所談及的業（KARMA），實際上是一種細胞記憶庫中未平衡的能量，是自然間的公平律，而驅動靈魂轉世的龐大力量就是這些累世所產生的諸多未平衡能量，然而許多人會將「業」解釋爲宿命，實際上這些未平衡的能量更深的意涵是只有思考、言語、行動所產生的力量以及對應的結果。

事實上，「業」的種類很多種，不單單只有個人靈魂的業，還包含了國家的業、家族的業，因此非常錯綜複雜，然而即使如此，在宇宙中卻能精準的作用。

遺忘的機制

自人類文明萌芽之初，許多宗教文化皆透露生命具有輪迴紀載，早期基督教的教義是相信靈魂轉世，也許你會問：「既然有前世的話，爲何我不記得？」事實上，這是宇宙巧妙的規定，凡是轉生於地球世界的靈魂，都必須經歷一個遺忘的機制，這是爲我們今生以全新的姿態去面對的新旅程。

憂傷靈魂導致的疾病

大多數的靈魂都經歷過多世的旅程，也都曾受傷或傷害他人，這些訊息皆被記錄在細胞記憶庫中，在今世透過細胞記憶的模式顯現出來，最終成爲疾病，這種疾病無法透過醫學根治。這種病，東方稱爲「業」病，起源於累世靈魂的創傷，而靈魂創傷所造成的疾病又分爲兩種，一種與憂傷靈體有關，另一種則是起因於靈魂嚴重的創傷經驗。

憂傷靈魂是累世與你有過未平衡能量的靈魂，基於能量守恆的定律，他們必須在固定的時間點平衡能量，一旦超過這個時間點或時間點還未到，這些靈魂就不被授權可以平衡能量，最多就待在此人身邊，干擾此人的能量場，讓這個人無形之中做事情會非常的不順利，最常見的干擾方式是掌控人的想法與思維，透過干擾這個人的想法與思維，讓他無形之中做出許多錯誤的決定、或讓他無形之中莫名感到憂傷、憤怒、憎恨，讓他經歷悲傷的情境。

許多人會莫名的肩膀痠痛、背部疼痛，其實很多原因是因爲肩膀上多了一個憂傷靈魂，祂會干擾人體原本構成的健康能量場，憂傷靈體大部分是累世曾與你有過共同的創傷經驗，因此面對祂們時，不能帶有恐懼與抗斥，必須虔心的懺悔，祈求原諒與寬恕，清理未平衡的能量與負面細胞記憶碼，可以協助這些憂傷的靈魂得到轉化。

懺悔與感恩

要提升身體的結晶狀態，除了注意飲食之外，時常懺悔與感恩尤其重要，事實上，懺悔與感恩是細胞記憶療法的精髓所在，懺悔自己不懂得珍惜身體，感恩自己擁有美好的身體的。

透過懺悔與感恩，重新塑造更碩壯與堅強的自己，讓我們的細胞記憶庫與愛連結，不僅要感謝我們擁有的所有反向心念，也要感謝我們已經擁有的一切，當你感謝的同時，你不僅扭轉自己，也療癒了別人。

感謝將打開你的心靈，你終將能感受到他人的經驗，而這即是發展慈悲與療癒的第一步，當你充滿感謝，你的能量與心流將幫助此人的心減緩痛苦，無形中還會帶給他們富足與豐盛，感謝將減緩憤怒、轉變貪欲、放下讓人悲傷的過去、對事物的執著與懷疑、釋放罪惡與恐懼。

細胞甦醒清理文

細胞甦醒清理文，是祈請我們內在偉大的靈魂精神體，以愛去取代細胞記憶碼中舊有的負面思想，人生問題的根源，皆是來自靈魂細胞記憶碼中的創傷經驗，唯有我們自己先療癒我們自己，與此有相關前一的人、事，才可以眞正得到改變與轉化。

我＿＿＿＿＿與我的本源靈魂（請在底線填入自己的中／英文姓名）
願意執行一次深層細胞記憶碼淨化
祈請高次元神聖療癒之光
將身體任何未平衡的阻塞能量與業力進行徹底清除
如果我＿＿＿＿＿的身體與細胞記憶碼中
有任何未察覺、未釋放、未被理解的能量
祈請本源火焰為我燃燒殆盡
讓我的靈魂持續擴展、發光、重新校對宇宙光頻
我與宇宙意識合而為一
一切在此轉化完成

細胞記憶療法

細胞記憶療法對於「治癒」的定義：「身」、「心」、「靈」協調與平衡療癒、三者處在統合與穩定的狀態，其中任何一項太高或是過低，都無法維持身心靈平衡健康的狀態。因此任何單獨重視肉體或心理或靈魂的治療，都不能算是眞正完整的治療。

細胞記憶療法是釋放內心負面的能量，以坦然接受我們最初的完美模樣，像是剛出生的嬰孩一樣最原始的思想、語言與行爲，簡單來說，記憶療法意味著「將錯誤消除」，而錯誤即是來自細胞記憶碼過去創傷經驗，這些創傷經驗將創造許多痛苦的記憶、情緒與思維，導致我們身體機能的失衡，細胞記憶療法就是一種釋放細胞記憶碼的深層恐懼與負面思想的方法。

此療法是以一個全新不同的思維出發——「細胞記憶碼的運作與投射」，意味著一切外在的事物之所以發生，皆來自內心過往細胞記憶碼的投射運作。

實踐細胞記憶療法，患者必須先覺察細胞記憶碼中的負面思想，再以懺悔與感恩的方式，將「愛」的思維取代細胞記憶碼中「受到汙染」的思維，當反向思維被轉化時，患者周圍的一切遭遇皆會轉化，患者將從舊有的傷痛中解脫，在愛中煥然一新，讓原本受傷甚鉅的身心靈恢復到全新的狀態。

萬物以波動能量組成

所有的物質是由原子組成，原子又可細分爲更小的夸克，如果再細分下去，則會發現夸克是由弦組成，而弦每分每秒都以固定頻率震動，這意味著看似靜止的物體，其實內在的組成不停地在振動，振動會產生波動與能量，因此萬物都具備某種程度的能量。

物質世界的振動頻率較低，且較濃稠與沉重，試想一杯混濁的海水，在劇烈搖晃時沒有看到顆粒，當搖晃越來越慢時，許多較重的物質會向下沉，而物質世界就是類似這樣的原理。細胞記憶庫則存在於更高次元的世界中，它的振動頻率比物質世界高出許多，因此一般人無法覺察它的存在。

飲食影響身體的振動頻率

我們必須重視我們的飲食，食用何種食物，飲入何種水，身體就會轉化成何種狀態。食用高頻率的食物，飲用高頻率的水，身體自然呈現高頻率的狀態，高頻率的狀態即是健康的狀態。

長期使用低頻率的飲食，身體的問題不會馬上顯現，因此人們會忽略低頻率飲食對身體的傷害，日積月累，它會慢慢摧毀你的身體，最終讓你罹患嚴重的疾病。

高振動水的修復

我們肉體中70%由水組成，水的能量頻率高低，會直接影響水的結晶與分子分布，長期飲用低頻率的水結晶會造成肉體過度的負擔，形成肉體的各種問題，最常見的就是疾病。

如何判斷好的飲食

越接近自然與天然的食物，其具備的能量波動越高。

油炸食物以及微波食物，都存在極度反向的能量，因爲存在其中的分子結構，都已經崩壞，失去原本的活性，一旦長期使用，便會造成身體的崩壞。

經過化學加工的食品，會造成原本食物的活性被破壞，變成反向波動，如果長期使用，身體也將會罹患疾病。

利用農藥或是化學肥料生產的糧食，由於生產環境受到影響，偏離自然與天然的狀態，相較利用有機天然方式種植的糧食，其波動頻率也較低。

量子水淨化法

我們的肉體之所以會產生疾病，其根源是來自細胞記憶碼中的創傷經驗與負面思維，因此運用細胞記憶療法的重點，在轉化細胞記憶碼中的反向訊息，藉此消除問題的根源。

而水淨化法是專門清理已經在肉體形成疾病的反向細胞記憶碼的訊息，透過高波動水的震動，轉換我們肉體的能量場，將不良的訊息排出與消除。

量子醫學

量子醫學

「量子醫學」（能量量子療法）與對抗醫學的療法最大的差別是，相信人體本身就有自癒的能力。理論上，任何病症之所以能治好，不是靠醫生或藥物，而是依靠人自己的自癒機制。所以最好的醫療，應該以不干擾，或協助人體的自癒機制爲主。許多「量子醫學」，包括量子療癒、光波共振療法……等，都是爲了啓動人體內在的自癒能力。

量子醫學將疾病的發展過程劃分爲三個主要階段：

1. **反應期**：初期免疫能力高，營養充分，故生活中有任何毒素進入人體，身體都能正常反應。第一步便直接加以排除，如有流鼻水，打噴嚏、咳嗽、腹瀉等皆是排毒期的反應。排毒不夠徹底，身體將會發出警報，利用疲倦、疼痛或發燒提醒你的身體要休息，以便重新調整新陳代謝方式，讓身體緩和下來，這就是發炎期；若在反應期對症狀加以壓抑或阻塞了正常的排泄管道，毒素便漸漸積留在體內，演變成適應期。

2. **適應期**：身體細胞將自動調節其生化反應速度及代謝路徑，讓身體不適降至最低，但也因而使毒素干擾，細胞老化死亡，此時稱爲壞死期；當身體適應這些破壞性的狀態以後，經年累月的慢性毀損累積起來，便會讓身體逐漸進入衰竭期。

3.**衰竭期**；此時人體對於營養素吸收、毒素排瀉等功能幾乎全部停擺，只有變性的結締組織維能夠塡充毀損的區域，此即謂之變性期；這些變性的細胞並不具備原先被破壞組織的機能，所以也代表身體的退化；所以最後一個階段就是的癌性期。

在人類演化的過程中我們逐漸開墾大自然，並隨著環境的變化，細胞也會時時刻刻在變化的環境中尋求穩定和突變之間的平衡點。「新生」即意謂著腫瘤細胞是適應新環境的雛形，它是幾百萬年的生物演化過程中必然且必要的轉變。而量子醫學在未來的數個世紀中將會有足夠勢能與劑量，來刺激身體從癌性轉或衰竭期返回最先的反應期。我們已經有了數個癌症末期病患痊癒的案例，但是經由長期的營養補充或同類製劑的刺激，只能使一個人的身體逐漸恢復健康的生化機能，卻無法逆轉人類整個族群的演化趨向。自然界的急遽變化（大部分來自人類破壞）如果沒有緩和下來，將形成對應的結果。

所以量子醫學不僅採納自然醫學的分期法則，更強調整個宇宙時空實爲一體的全息法則（Holographic axiom）——健康的個體和健康的自然界是同等而且必須合一。

量子治療過程需具備的核心觀念：復原危機。在量子治療的復原過程中，會有所謂的「危機」出現。以身體而言，細胞經歷上述六個階段、三個時期的過程會詳細記錄在人的心靈當中。「復原」意指恢復原來的狀態，意即在「自然」痊癒的過程中，人體的生理狀態會從細胞退化期逐漸回到適應期，然後依序經歷發炎期、分泌期乃至恢復到原先之正常狀態。你的身、心、靈都會像錄影機在進行倒帶放映一樣，把你一生當中曾經受到的壓抑或忽略的創傷（病症）一五一十地按照古典物理觀察到的與時間發生的相反順倒轉過來呈現。但由於要重新面對這些創傷或病痛，很多人都會誤以爲產生副作用或罹患新的病症，而又加以抑制或忽視，使本來尋求復原的身體收到這些抑制訊息，就反變得不想經歷排毒或朝健康的方向重新出發，而且日後醫師要重新啓動療程或刺激身體復活就會更困難。這是復原「危機」的本意。

好轉反應是經由採用量子醫學的方式治療後，細胞新陳代謝加速，於是混亂中的秩序重新被喚起，身體便會將毒素排出體外。在調養的過程中，便經常會產生身、心、靈的一些反應，過去病痛的也往往會重新出現。至於在正常復原過程中會發生哪些「應該要有」的現象，端視個人體質結構、毒素多寡、情緒壓力、營養均衡等因素而定（有時單憑著合乎健康需求的食物和良好的生活習性就足夠使這些症狀回溯性發生）。在復返或身體不斷重新回復起以往疾病的過程中，反應、適應、衰退等三個時期會隨著身心靈所面對的疾病深淺而產生變動，隨著每一個階段「漢斯退化指標」的波動，我們的細胞也會逐漸更新，並且老化的程序也延緩下來。東方傳統醫學把其中較爲顯著的好轉反應稱爲「瞑眩反應（嗜睡或暈眩）」，西方自然療法醫學則稱做「復原危機」，這是正確處置疾病時經常會發生的生物反應。

反過來說，過去曾經罹患的任何疾病，只要沒有獲得適當的處理，譬如長期使用合成藥物壓抑症狀或拖延病情不去理會他，那麼當時的疾病訊息便會完整的殘留於體內（類似記憶的效應），逐漸引發更深一層的病變。在量子醫學的基本認識當中，肉體殘留的「細胞記憶」或心靈殘存的「印記」，同樣是時間凍結的量子態，這就是「記憶」的量子詮釋。

手術切除或藥物截斷從來就制止不了任何一個「疾病」的發生及惡化，充其量只不過是凍結成記憶，而不使其顯露在巨觀世界。

「沒有症狀」不代表健康，肉體症狀被隱蔽了，病因反而更難察覺；心靈情緒被壓抑了，困擾的來源就更難被發掘；同理，靈魂中記錄的印記沒有被找出來重新面對，就只會反覆運作。好轉反應就是抗老化的反應，能讓我們身心靈重新回復到像嬰幼兒時期般的純淨。

疾病和健康一樣，都是一種趨向。人類生存在大自然中與各種生物以及無生命體共存，永遠都要尋求營養來維持機體的穩定狀態，同時要把毒素或其它有害物質排除在外，讓這個「耗散結構系統」得以繼續存在，這即是量子醫學詮釋的「生命」。疾病提醒我們身體在生命活動過程中的不良狀況，迫使我們停下人生的過程，來檢視這個存在體可以做哪些事，以解除身體的物理、化學或情緒等環境所帶來的壓力。

現代醫學是一種「對抗性醫學」

兩個多世紀以來，人類積極尋找疾病的原因，建立細菌、病毒等各種病源學說，卻仍根除不了疾病的產生；基因的研究也甚囂塵上，卻始終圍繞在化約主義以及化學試驗的主流思想上停滯不前。百分之九十以上的疾病目前只能根據症狀或病源體的歸類，製造出許許多多的診斷名詞，像高血壓，糖尿病等。「描述」這些疾病與其機轉對治療的幫助，只是看到怎樣才能讓這些被嚴格定義的病名「消失」而已。

但量子醫學強調的是：找出讓你營養失調、讓你罹患感冒或讓你血管中膽固醇之所以比別人高的原因。生病並不是因爲身體缺少了某種化學分子造成的藥物，也不是單獨缺乏維生素所造成的，我們已經有能力能充分地利用量子物理學、混沌動力學、模糊數學、分形幾何和全息生物學等跨學科領域的知識精華，創建新世紀量子醫學這門幾乎什麼都可以解答的邊緣科學。如今，我們眞正已有能力且正在實踐「預防整合醫學」的健康理念。

清理案例篇

個案11

低波動的干擾

金溥文　韓國首爾

我是一名精神科醫師，過去在醫院看完診後，我的身體總會起不明的疹子，嚴重時甚至會發燒並上吐下瀉，我不斷地嘗試著最新的藥物，只希望能治療這種莫名症狀，但這種狀況始終沒獲得改善，最後我聽見內心的聲音毅然決然的離開醫院，決定前往美國進修心理學，在美國的這段期間，我意外的從一場心理治療會議中聽到博士的療法，這樣的療法引起我相當大的興趣，在向教授詢問之下，他推薦我寄信給保羅博士，因為他能解釋一些特殊的病例，因此我得到了私人的聯繫方式。

我寄信給了保羅博士，他在幾天後回信，信中提到根據我的細胞記憶碼報告，我的身體擁有直覺敏感度，過去我的工作場所，擁有過多的迷失靈魂，這些低波動能量場是使我身體生病的關鍵，吃藥並不是真正解決的方式，看到這裡我突然恍然大悟，原來一直以來並不是我身體生病的關係，而是受到能量場上的影響，更令我鬆了一口氣的是，我終於能立即停止感冒藥物的服用，由於長期吃藥的關係，已經讓我的身體擁有過多的副作用，博士在信件中也強調，任何醫師在為病患做身體檢查時，都必須先淨化上一位病患所殘留下來的負面磁場，這樣才不會干擾診斷與開藥的過程。

保羅博士在信的最後面附上了「空間淨化的清理文」，他提到這份禱文能夠清除任何空間與物品上所殘留下來的負面訊息，並要我在未來為病人看病前，先針對所有看診的器具與空間進行清理的工作，這將能讓看診空間充滿療癒的能量。

自從開始清理淨化空間後，我的生活有了非常大的正向轉變，過往的身體疼痛完全消失，回韓國後，我持續依照清理的指引，前往真正適合我的診所上班，並養成每次看診前清理淨化的習慣，我開始能在看診時收到病患內心真正需要的治療方式，並相信更高力量的運作，令人開心的是，短短半年，我成功讓將近兩百多位的病患恢復精神正常，我想這不單單只是一般的物質治療，更多是來自博士一路協助清理與支持，我很開心能有機會在此分享我的經驗。

個案12

突然失去聲音的舞台劇歌手

◎親愛的保羅博士您好：

我是一位舞台劇歌手，曾經演過數以千計的舞台劇，我的歌聲受到觀眾的青睞，每場都吸引非常多的人，但今年初開始，我的聲音突然消失了，我完全發不出聲音，去醫院進行精密的檢查，沒有任何異常的狀態，也探訪了許多名醫，依然無法找到失去聲音的根本原因，請問博士能協助我嗎？我真的好想再一次歌唱！

米雪兒

親愛的米雪兒　您好

妳之所以無法發出聲音與外在條件無關，而是與妳的細胞記憶碼的檔案有關，所以妳無法透過儀器檢查出異常狀態，根據妳細胞記憶碼的報告顯示，我看見妳過去世也是一位歌手，是一家酒吧的招牌歌手，年輕時就獲得非常好的成就，但隨著年紀漸長，妳被一位新銳的歌手取代，對方較年輕，歌也唱得非常好，在恐懼的使然下，妳在對方的食物中放置了一種藥劑，使對方失去了聲音。對方從那次之後便開始無法順利演唱，並在失去聲音的隔幾晚，遭到追求者的跟蹤，由於無法發出聲音，不能進行求救，因此不幸地被玷汙。從那一天之後，這位新銳歌手漸漸鬱鬱寡歡，最後帶著非常深的悔恨死去，這些悔恨的能量都深深刻入妳的細胞記憶碼之中，在細胞記憶碼能量的作用下，妳便失去了聲音。

妳必須長時間進行細胞記憶碼淨化，約需要幾個月的時間，隨信附上「專屬細胞甦醒祈禱文」能幫助妳進行懺悔，讓存在於細胞記憶碼中的悔恨能量漸漸地消除，隨著細胞記憶碼中的負能量被清除，妳的聲音就會慢慢地回復，妳也能再度歌唱出美麗的歌曲。

保羅　博士

個案13

長期酗酒的動畫設計師

喜諾莉出生於美國德州，母親是一位老師，父親是一名牧師，他從七年級開始接觸繪畫，從素描、水彩到油畫，她都非常熟練，高中時期她開始接觸電腦繪圖，也組了自己的團隊，團隊的作品得到不錯成績，順利幫助她進入動畫設計相關的科系，在她大學一畢業後，馬上成立了自己的工作室，專門從事專業的動畫設計服務。

由於喜諾莉特殊的動畫設計風格，讓她獨樹一格，製作的第一部短篇動畫就獲得不錯的成績，她持續地與其他公司合作進行長篇動畫的設計，隨著她持續地設計，她的作品不斷地進化，開始融入各種元素，像是中國文化、歐美文化以及古文明文化等，讓她的作品非常多元。

喜諾莉在動畫設計上的成就無庸置疑，但是她有長期酗酒的習慣，造成她身體的狀況惡化，使她長期感到疲累、憤怒與焦慮，最終酒精的沉溺讓她的設計靈感逐漸消失，她雖然知道事情的嚴重性，但不管用什麼方式戒除酒精，都無法得到良好的效果，她因此變得滿懷激烈性的情緒與反向思維。

第一次與她見面時，她帶著非常激動的情緒問著：

「博士你好，我目前有長期酗酒的問題，這讓我的生活完全一團糟！」

「喜諾莉，今天的碰面絕不是巧合，我想有一些訊息需要傳遞給妳。」

「希望能對我戒除酗酒習慣有幫助，我已經受不了沒用的自己。」她情緒有點不穩定，幾乎接近崩潰。

「妳先靜下心來，深呼吸放鬆一下，這些訊息對妳非常有幫助，這也是我們見面的目的。」

就在喜諾莉深呼吸的同時，我調閱了她細胞記憶碼的檔案庫，發現她的檔案庫中非常複雜，而在我持續念頌禱文的過程中，我看見主要造成她這一世酗酒的主因。

「我從細胞記憶庫看見妳前世是一名的雕刻家，在一次車禍意外中，不幸失去雙手，從此再也無法工作，當時的妳受到非常嚴重的打擊，開始藉由酒精降低自己的痛苦，最後也因為飲酒過量導致身體病變而死亡。」

「現在世的妳只要一觸碰酒精，那一世的程式便會立刻作用回到妳身上，最後會導致過去世的劇本重演，我看見若是妳持續地飲酒，不僅事業會跌落谷底，身體狀況也會很快出現病變。」

「不應該是這樣，那我該怎麼辦？」

「喜諾莉，只要妳持續地使用祈禱文清理細胞記憶碼檔案庫中的訊息，妳會發現酒精對妳的影響程度會逐漸降低，但妳必須持之以恆，這是更動未來劇本的關鍵。」

然而喜諾莉因為長期酗酒的緣故，身體狀況依舊非常糟，因此我便告訴她要調整她的身體必須先從乾淨與充滿能量的食物開始淨化，我配了一份專屬食譜給她，這將會在她清理細胞記憶碼程式的過程中，同步淨化肉體的狀況。

喜諾莉在諮商完後，她來信告訴我，她每天非常積極地念誦祈禱文，並在唸誦的過程中，內心開始有了真正解脫的感覺。

一個月後我再與她見面，我親眼目睹她從負面、悲憤、痛苦的狀態，轉化成舒適、平靜與和諧。她的飲酒量也漸漸地減少，根據她自己的估計，如果持續地淨化細胞記憶碼，必能在半年內完全的戒除，我對於她的自信與決心感到肯定，不僅如此，她天生豐沛的創作靈感，已經完全恢復，開始在動畫工作中嘗試各種全新的元素，像是靈性元素、宇宙元素等，她成功創造另一種新時代的動畫影片，真正展開全新的人生。

Chapter 5

開發你的潛能

我們身體存有七個重要的脈輪，如何有效地開發，成爲開發身體潛能以及解讀身體訊息的關鍵，七個身體脈輪的能量直接影響我們身體的頻率，也直接影響我們的身體狀況。

我們不能小看自己的身體，每個人的身體都存在未知的潛能，這些潛能不僅能幫助我們維持身體的健康，也能協助我們人生走得更順遂。藉由解讀我們身體的訊息，能夠提早得知自己目前的身體與心理狀況，以便盡早改變與調整，提早預防身體疾病。

身體就是奇蹟的展現

生命是神聖而不可思議的過程，我們的生命DNA是由一串複雜的編碼完美的整合在一起，即使一個微小的錯誤，都可能導致變異而無法產生生命，就像一台電腦，每個軟體最後的編碼都是由1和0二位元所組成，只要一個1或0不對，整個程式與電腦都會出問題，因此我們身上DNA所有的編碼都是一連串奇蹟般的組合。

胚胎形成時，每一個環節都必須緊密配合，每一個器官也都必須正確到位，所有的一切都是經過精心設計的存在，五百束筋肌、兩百零六根骨頭，長達十里的神經纖維，讓我們能自由行動，還有一顆強韌的心臟，每年跳動三千六百萬次，將血液導入長達六萬里的動靜脈之中並不停地循環。

且人類科技永遠製造不出如此精緻而細膩的機器！

身體七大脈輪

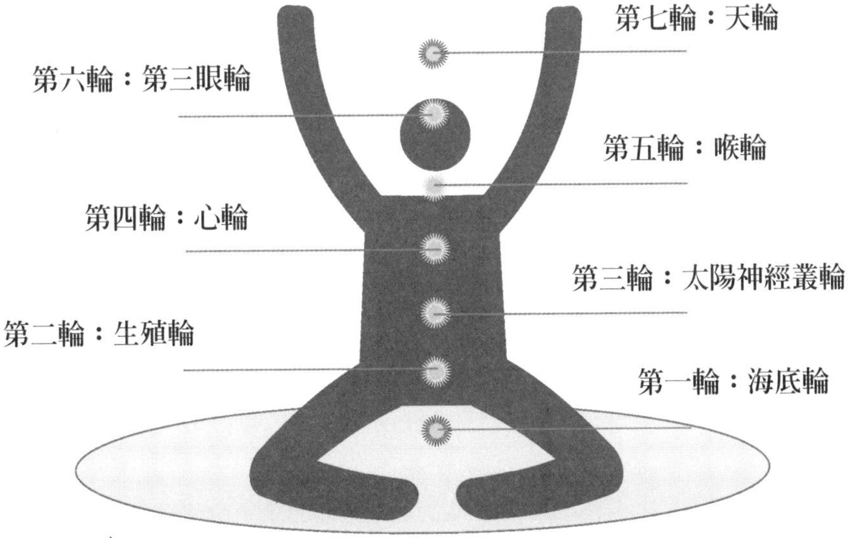
第七輪：天輪
第六輪：第三眼輪
第五輪：喉輪
第四輪：心輪
第三輪：太陽神經叢輪
第二輪：生殖輪
第一輪：海底輪

我們的皮膚能不斷地蛻變，以新細胞取代舊細胞，好比新人取代舊人一般。六十萬個肺泡也不斷地更新，濾出生命所仰賴的氧氣。我們的血液中，有二十二兆的血球，每個血球內又有上百萬的分子，自出生以來，每秒鐘內有兩百萬的細胞死亡，兩百多萬的細胞重生，如此交互更替。

在僅僅三磅重的腦髓裡有一百三十億的神經細胞，在腦細胞裡又安排無法數盡的蛋白質分子，生命中每一件事都被儲藏於其中。爲了協助腦掌握全身資訊，我們全身散布四百萬個痛覺組織、五十個觸覺檢驗器，和二十多萬個溫度檢驗器。

國家最精密的機構也不如它保護你肉體那般的縝密。

疾病是最好的老師

所有疾病的發生，都可以視爲是我們人生的導引系統或導航設備，當我們的細胞記憶碼透過身體持續發出訊息時，便是在告訴我們，該釋放與處理過多的負面振動了。身體一直再跟我們說話，事實上，我們也可以跟它說話，我們的身體很喜歡我們注意它、跟它說話，當我們眞正愛著它的時候，它將與我們完美合作。

一般人想到疾病便會非常害怕，事實上，他們是聯想到醫院與痛苦的治療過程，然而疾病並不可怕，它只是我們的細胞記憶碼正透過身體與我們對話，警告我們，我們該注意自己了，該檢視一下自己的身心靈，倘若我們一直視而不見或甚至沒有察覺，將會以更嚴重的方式呈現，讓你不得不去注意它的存在。

所有的疾病其實都源自於細胞記憶碼中最初負面的思維，這個負面的思維就像一個負面的種子，在你的心裡扎根，最後茁壯，嚴重影響你的身心健康，然而多數人卻嚴重誤解了疾病，將疾病視爲敵人，每每有哪個地方出問題，就立刻只針對其癥狀進行處理，進行切除，而非進行全面性的檢視，事實上，我們身體的所有部位都是相互影響，就像一個無線網絡，如果針對個別器官進行治療，進行局部性的療法，只是將疾病的癥狀剷除，並非眞正治療疾病，這也是爲什麼多數人在執行對抗療法後，卻依舊反覆發作的眞正原因。

這個方法就像是面對一株生病的樹，爲了治療它的潰爛，只將它潰爛的枝葉修剪，但事實上眞正的問題出在樹木的根部。若我們只是將癥狀給消滅，這將導致樹木全面性的毀壞，讓樹木處在虛弱的狀態，事實上更不利於樹木的重現生機。

我們的身體有其運作的機制，所有的疾病皆可以透過身體自然的療癒力，而得到康復。一旦當你開始注意到這些訊息，並妥善地看待你的疾病，當你開始檢視你自己的生活與內心，持之以恆的對身體與你的細胞記憶碼進行清理，你的身體將會有重大的改變，而你會開始了解，疾病並不是我們的敵人，而是幫助我們心靈成長的最佳導師。

因爲疾病的出現，正是提醒我們該休息，從內心最深處來檢視自己的生活，一旦當你發現疾病背後所代表的深層意涵，你會開始充滿感恩，並感謝疾病帶給你的心靈蛻變。

身體能量中樞／七大脈輪

細胞記憶碼根源是由頭部的意識狀態，逐漸往下影響我們身心的健康，在我們的身體裡有七個重大的能量轉換站，這七個轉換站能量若失衡，將會引發不同性質的身體問題，你的意識情緒也會嚴重受到影響。

能量轉換站的意思是指，我們細胞記憶碼庫透過這七大能量中樞，流轉於我們身體各個部位，因此一旦細胞記憶碼庫擁有負面的種子訊息，依照訊息的不同，最先感受到的便是這七個部位，而影響最嚴重的也是這七個部位，其次才會向外擴散，影響至其他部位。

在印度阿育吠陀醫學中，都會將這七大能量中樞當作參考點，將其稱爲「脈輪」，脈輪是很古老的知識，其淵源於古老印度吠陀經，它是我們的能量中樞，可以把它想像是一個很大的光球，它存在的目的是妥善運用我們所汲取的能量，藉此保護我們的身體與我們心靈的平衡，而脈輪強健的人，身體的能量就能運轉流暢，可以達到活化身體，且較不受到負面程式的能量影響，它就像一層保護罩，保護我們免受過多的負面訊息干擾。

一旦潛意識的負面意念過於強大時，便會削弱脈輪的能量，此時你的身體網絡便會出現缺口，許多負面的能量便容易在此累積，這時你就會開始覺得心情很低落、煩悶、憤怒……許多負面情緒因應而生，倘若沒有進行修補或清理細胞記憶碼的意念，長久累積下來便會產生疾病。

我們的身體一共有七個主要脈輪，而這七個不同的脈輪，沿著身體中央分部，從脊椎尾端一直到頭部，而這七個脈輪代表的意涵也不同。

第一脈輪：海底輪（紅色光）

海底輪，位於脊椎的尾端，你可以想像一團炫麗的紅色能量在你的脊椎尾端運作著，與海底輪有關的議題是生存、安全、需求、接受、自我保護、恐懼……海底輪是我們與自然大地所接觸的第一個脈輪，它所代表的是在大地中扎根的能量，因此當我們欲求社會上的成功、穩定的物質生活、踏實感，就是來自這底層的能量，而其對應的身體部位包括下背部、臀部、腿部、內分泌腺、腎上腺。

當你的海底輪失衡，所引起的病痛有排便的異常、腸道不適、腳或尾椎疼痛（下背痛、坐骨神經痛），暴飲暴食、恐懼、焦慮、缺乏安全感、無力挫敗、無目標，而這其背後所潛藏的負面訊息爲：恐懼生活、生存競爭意識、害怕改變/變動、無法接受現況、試圖掌控、抓取生命中的某件事物。

第二脈輪：臍輪（橘色光）

臍輪位於肚臍下方，你可以感受一團橘色的能量在你的肚臍正下方，而與其有關的訊息為性、慾望、情緒、創造力、榮耀、開放、包容、自我價值感，臍輪的運作主要來自於性與愛的自然能量，而其對應的身體部位包括生殖器官、腎臟、膀胱、大腸、胰臟。

臍輪的能量破損會導致性、生殖器官、脾臟、泌尿系統機能的失調與障礙，不是對性與食物缺乏興趣，就是過度飲食、性上癮，會導致長期下背部的疼痛，坐骨神經痛、情緒暴躁、操控或遭人控制、腎臟虛弱、便祕、肌肉抽筋。

而這背後的潛意識意涵，代表隱藏的深層情緒問題、深層的罪惡、自我不認同、孤獨感、失去愛的恐懼、分離焦慮、過度壓抑。

第三脈輪：太陽神經叢（黃色光）

太陽神經叢位於胸骨下方兩英吋處，胃的後方，可以想像一股鮮明亮眼的黃色在你的胸口發熱，此脈輪平衡的人對自己充滿自信與力量、對生命充滿勇氣與熱情，處事樂觀且積極，而若此脈輪受到負面訊息的干擾，則與其對應的訊息爲自卑、憤怒、膽小、覺得別人在控制你的人生、過度擔心別人的看法。

而與其對應的器官爲胃、結腸、胰臟、肝臟……等，一旦當太陽神經叢嚴重失去平衡時，就會產生慢性憂鬱、消化困難、厭食症、結石症、胰臟炎、胃潰瘍、肝炎、糖尿病、神經質或食物過敏。

第四脈輪：心輪（綠色光）

心輪位於前胸骨後方，在後背肩胛骨的脊椎，它是所有情緒的中心，你可以想像一股清綠色的能量在你前方運作，心輪平衡且強大的人，充滿愛與慈悲跟寬容，樂於付出愛與接受他人的愛，身心將處於平靜與喜樂的狀態，而當心輪的能量遭到破壞或堵塞時，其背後代表的潛意識訊息爲：你覺得自己不值得被愛、過度害怕失敗與受傷，你甚至會自怨自艾、自憐、偏執妄想、做事情猶豫不決，過於優柔寡斷無法做決定。

而相對應的器官爲心臟、肺臟、胸線、胸部、手臂、支氣管、免疫系統，當心輪嚴重受到潛意識負面訊息的影響時就會出現氣喘、肺炎、胸癌、免疫系統失衡、心臟病、高血壓……等。

第五脈輪：喉輪（藍色光）

喉輪位於頸部下方，鎖骨的凹陷處，你可以想像一股藍色的力量在這裡運作著，喉輪力量強大的人，容易透過寫作、語言溝通，藉由喉嚨能量的運作，可以盡情表達自己的情緒與看法。

而當喉輪的能量受到干擾或破壞時，你就可能退縮、羞怯、沉默，不敢表達自己真實的想法，甚至說謊以博得他人的歡心，而其所代表的深層訊息則是，害怕失去他人的愛，對愛深層的不信任感、恐懼被嘲笑與不被諒解。

而其常見所對應及產生的器官與疾病為，甲狀腺腫大、扁桃腺發炎、耳朵問題、喉嚨疼痛、食道炎、牙齦紅腫、脖子與肩膀僵硬，此時你必須注意自己是否有想說或需要說的事，害怕說出來。

第六脈輪：眉心輪（紫色光）

眉心輪位於你的兩眼之上，額頭的中間，你可以想像一股深紫藍色的力量在你的眉心間運轉著，此脈輪又稱第三眼，是智慧發展的中樞，透過這個脈輪的強大力量你將充滿智慧且具有啓發性，處理事情快速而正確，你會有不同於一般人的思維與見解，對事件的發生充滿洞察力，也能更妥善的處理。

當眉心輪遭到堵塞時，將會蒙蔽自己，此時對事物的眞實情況會缺乏判斷力，無法明辨是非，無法擁有專注力，而所藏的訊息是：恐懼成功、自卑心理、對所處理的事情感到壓力、對他人的成就感到惱怒、覺得自己不值得也有可能是過度自大、以自我為中心。

而其表現在身體病癥上則是頭痛、眼睛或耳朵的疾病、鼻竇、咽喉的問題，腦瘤以及腦神經病變、注意力不集中、過動症、學習障礙。

第七脈輪：頂輪（金色光）

頂輪位於我們的頭頂正上方，這是我們所有智慧、身體修復能量、頓悟、啓示與反思的核心，頂輪平衡的人，會對一切感到非常平靜與喜悅，當頂輪受到損壞時，可能經常會有消極、悲觀、受挫的情緒。

而其對應的身體問題則是偏頭痛、腦瘤、失憶症、對環境過度敏感。

提高身體的光譜

何謂身體的光譜？

我們的人體磁場有其振動頻率，而根據這些頻率會產生不同的色光，每個人的色光就如同彩虹般，會根據不同的環境、心境、健康狀態呈現不同的顏色，通常一個人在一個狀態中會有三種色光，根據三種顏色不同的比例，可以推斷此人的當下狀況。

不同情緒的所展現的色光狀態也不同，舉例來說，當一個人憤怒時，色光的顏色趨近於紅黑色、悲傷時趨近於藍黑色，當此人貪婪時會接近於橘黑色，此人充滿嫉妒時，會接近綠黑色，一個人過於自私時會接近藍紫黑。

而狀態越穩定、越接近健康、和諧喜悅的狀態，此人的色光通常只有一種，且非常的穩定，接近金黃色、白色。

對應情緒	身體光譜的顏色	身體症狀
憤怒	黑偏紅橘	感覺胸口發疼、腦部充血 心臟疼痛
悲傷	黑偏藍灰	感覺背部疼痛、身體沉重
嫉妒	黑偏綠紅	感覺眼壓過高、四肢緊繃
怨恨	黑偏紫灰	感覺頸部僵硬、牙齒疼痛
貪欲	黑偏橘	感覺口渴、內部空虛、皮膚不適
怠惰	灰偏綠紫	感覺全身無力、精神疲倦、眼神迷茫
焦慮	藍偏灰綠紅	心跳加快、有重複小動作、語調變快、血壓升高
喜悅	黃偏白紅	身體舒暢、感到興奮
體諒	藍偏白黃	心胸感到解放、肩膀放鬆

專注	紫偏藍	眼神有力、能量集中在某部分
和諧	綠偏黃	身體和諧、全身輕盈
感恩	黃偏綠白	胸口放鬆、四肢放鬆
熱情	紅偏金黃	四肢充滿力量、全身機能提高
智慧	紫偏藍白	反應靈敏、腦部發展
平靜	金偏紫白	全身放鬆、喜悅與寧靜
無私／大我	金	身心靈全然和諧

提升身體光譜

要如何轉化我們的身體光譜，讓我們隨時隨地在正確的時間點維持在正確的光譜上呢？

第一部分爲身體淨化。我們的身體原本就是一個健康的檢測器，可以輕易的測出哪些食品有問題，透過我們身體的檢測，可以知道自己的身體當下適合哪些食物，補充正確的營養成份，然而現今我們的飲食充斥著化學物質，與人工添加食品，因此堵塞了我們身體的檢測功能。而關於身體淨化，就是要先排除身體的毒素，再補充適合的營養。

第二部分，環境生活的全方面調理。透過改善環境與生活習慣，改變我們以往舊有不良的訊息。並以身體力行，同步提升我們的心靈與周遭環境，用行動向細胞記憶碼證明決心。那麼你將會訝異的發現，一旦你的環境改變了，你的心境改變了，你在生活中面臨的各種狀況，往往就會有許多出口，你的細胞記憶碼自然也會改變你周圍的經驗。

提升身體光譜的兩個部分

第一部分　淨化身體	清理身體毒素、補充身體營養
第二部分　生活環境調理	環境生活調理與改善

身體訊息解碼

眼睛／瞳孔的訊息

細胞記憶碼的療癒方式可以幫助我們追尋生活中的一切問題的根源，包括你的健康、愛情關係、物質收入……等，能讓你擁有順遂的人生。而且根據科學研究指出，掌管我們視覺神經的大腦部位，位於大腦後側兩個腦半球間的枕葉，其功能爲交叉同時管制左右兩隻眼睛，每隻眼球視網膜的訊息，在接受外在事物的波動時，會將所接受到的訊息（波動），分別傳至腦部左右兩個視覺區。

眼睛是我們的靈魂之窗，藉由觀察一個人的眼睛，可以洞悉此人的身心靈狀態，以及細胞記憶碼的狀態，觀察充滿正面樂觀的人，他的眼睛是非常明亮有力，而且神采奕奕，你會訝異他擁有驚人的洞見以及細微的觀察力，能看見關鍵的事物以及微小的訊息，避免許多人生的問題與災難。

細胞記憶碼的訊息也影響我們的能量，造成許多人生的問題，這些皆可以透過觀察眼睛瞳孔的狀態，來推斷出在哪一部分受到損害，幫助我們行使細胞記憶碼的療癒。

身體受損

當我們身體能量受損時，通常會讓我們器官受損、罹患疾病、受到外傷等，此時我們靈魂之窗會呈現不同的狀態。虹膜療法能夠藉由觀察眼睛的狀態，推斷一個人的病情，此法具有非常高的準確性，也被廣泛地運用。以下整理出幾種身體能量受損時，常見的瞳孔狀態。

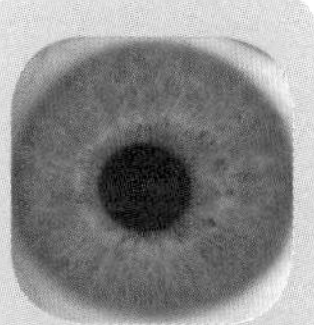

·罹患疾病

通常罹患疾病的靈魂之窗，其瞳孔往往呈現深灰色或淺灰色的狀態，有各種不同的深淺度，像是灰白色、白灰色、藍灰色、灰黑色等。

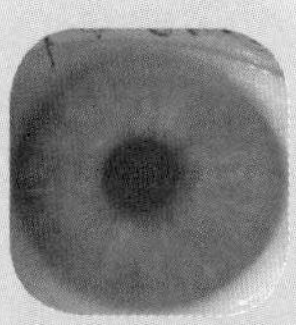

·器官與內臟受損

通常器官與內臟受損的靈魂之窗，其瞳孔周圍會形成精細且密集的條樑狀。

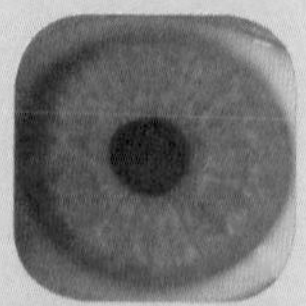

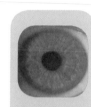

・大腦與神經病變

通常大腦與神經病變的靈魂之窗，其瞳孔會呈現白色或黃白色的雲段沉澱分段，連續性的分布於睫狀區分界附近或是虹膜環附近。

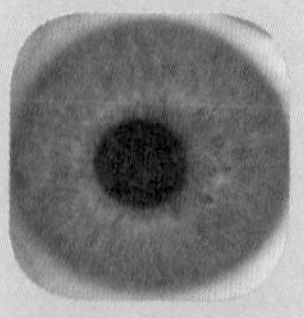

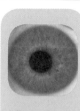

・皮膚疾病或是各種外傷

通常患有皮膚疾病或是遭受各種外傷的靈魂之窗，會呈現藍色或不同的濃淡度，例如藍白色、白藍色、藍灰色、灰色、藍黑色或帶有一點綠色。

愛情創傷

當我們的情緒能量受損時，往往會造成許多負面情緒的問題，此時我們的靈魂之窗會呈現不同的狀態，因此我們也可以藉由觀察一個人的靈魂之窗，來推斷一個人的感情狀況。以下整理出幾種情緒能量受損時，常見的靈魂之窗狀態。

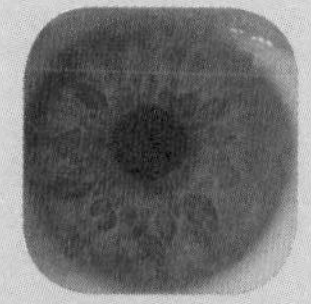

・情感成癮

一個人情感成癮時，愛情會變成人生的全部，看不見也聽不到外界的聲音，即使受到長期的壓迫與折磨也是如此。愛情成癮的人，其靈魂之窗會呈現不規則且多重橢圓狀空隙，環繞或觸及瞳孔周圍，空隙大小不均。

·內在情傷

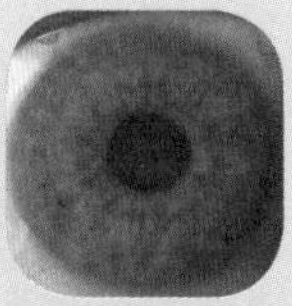

當一個人經歷情傷時，內心會充滿痛苦與絕望，並沉溺於過去美好的回憶中，無法自拔，這會使一個人失去面對未來的生命力。所所以充滿悲傷的人，其靈魂之窗會呈現精細、粒狀的、泛紅色到棕色的色素沉澱分布於睫狀區的中央，也可能呈現放射狀或條紋狀。

·過度渴望愛情

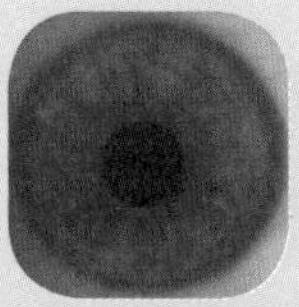

渴望愛情是正常的現象，但當一個人過度渴望時，會造成許多問題，讓一個人局限於狹小的世界中，無法看見更美好的天地。過度渴望愛情的人，靈魂之窗的瞳孔周圍將呈現收縮性皺褶或是痙攣，圓弧中度對稱點綴著連續性不規則的弧。

天賦阻塞

當訊息導致脈輪能量阻塞時，通常會讓我們與外界失去聯繫，有些人會感到迷惘與混沌，不知道自己身處何處，該往哪走，有些人會封閉自己，產生自閉的傾向，有些人則會變得自視甚高，完全聽不進外界的任何聲音。以下整理出幾種脈輪能量阻塞時，常見的靈魂之窗狀態。

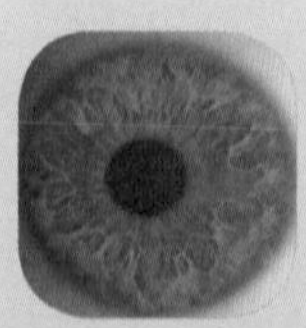

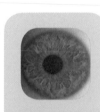

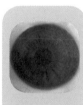

・迷惘與混沌

一個太陽神經叢能量受損對人生產生迷惘與混沌的人，靈魂之窗的瞳孔周圍會變得極爲鬆散、網狀結構且密集度差的小樑，整個睫狀區有許多開放或是封閉的空隙，有些甚至會延伸至邊界。

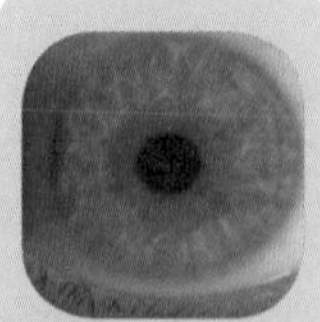

・封閉與自閉

一個心輪能量阻塞，開始封閉自己，產生自閉傾向的人，其靈魂之窗中的睫狀區邊界會出現淋巴結節。

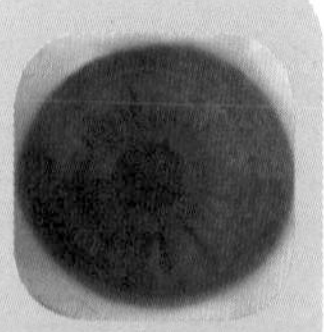

・自視甚高

一個頂輪能量阻塞的人，將會變成自視甚高的人，其靈魂之窗中的睫狀區會呈現收縮性皺褶或是痙攣，圓弧非常地不規則且斷續。

財富渾沌

有時我們因爲低落的情緒，許多負面的細胞記憶碼訊息就會被拉扯出來，這會導致我們的海底輪混沌，除此之外，這些負面細胞記憶碼訊息的存在，也會影響著我們許多人生體驗，這往往會造成人生的各種問題，像是對於金錢的匱乏、事業迷惘或是工作效率低迷等。以下整理出幾種能量混濁時常見的靈魂之窗狀態。

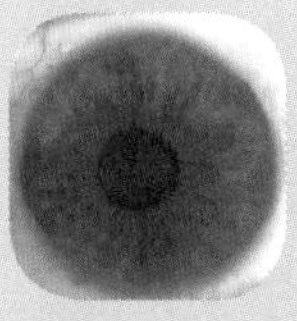

·金錢匱乏

當一個人受到細胞記憶碼能量混濁的影響，對金錢產生嚴重的匱乏，其靈魂之窗會呈現多重性的顏色色素沉澱，結締狀組織輕微衰弱，瞳孔周圍擴張，可能有缺口。

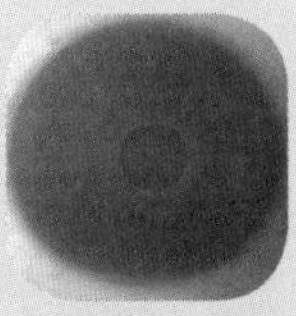

·事業迷惘

當一個人受到細胞記憶碼能量混濁的影響，對於事業感到迷惘時，其靈魂之窗會呈現棕色或黑色色素平均的如柔順的海棉材質，顏色可能由淡棕色到深棕色或黑棕色，而且常出現收縮或輻射狀溝。

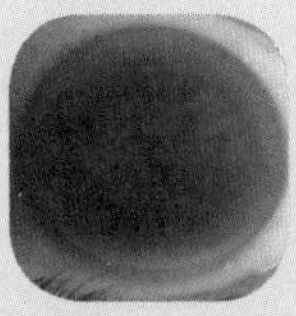

·工作效率低迷

當一個人受到細胞記憶碼混濁的影響，使其工作效率變得低迷時，其靈魂之窗會呈現從薄到厚的白色不透明脂質與無機鹽沉澱，形成於睫狀區邊界角膜的後方。

耳朵的訊息

耳朵若出問題，其所隱藏的細胞記憶碼訊息，表示對某些狀況不想聽不見，表示現實中有許多部分、話語你正在抗拒著，也表示細胞記憶碼中有使你恐懼甚至緊抓不放的部分，你的生活可能會失去平衡，不論是在關係上、人際上、事業上所導致，引起你心理與身體的衝突，耳朵的疼痛也代表著有衝突將要或已經發生。

重聽與喪失聽力者：表示你不想聽到什麼？左邊耳朵與過去有關，右邊耳朵與未來有關，可能是你正在抗拒不肯傾聽內在的聲音，與你不願聽從他人的命令、不喜接受別人的操控的原故。

耳朵癢或灼熱感

這是來自自我負面的訊息，對自己所聽到的話過度評斷自己，還有可能是因爲自己所聽到的狀況與所看到的事實不符的原故。

耳鳴

通常與你身體的頻率有關，當發生耳鳴時即是提醒你要提高或降低身體的頻率，而如何提高身體的頻率呢？可以透過細胞記憶碼清理法或透過用高頻率的食物與水來幫助自己的身體，抑或將身體的毒素排出也可以幫助身體的頻率調高。

鼻腔的訊息

當鼻腔上呼吸道出現問題時，表示生活中的不順遂，問題就在你面前，你覺得受到綑綁，不能做自己想做的事情，表示在你的細胞記憶碼中對於現狀極度失望、迷惘、無力，抑或你正抗拒吸入或接納新的事物與觀點，或是過度沉溺於一段過往的回憶當中，因此缺乏向上的動力，也可能是指過度干涉他人的事物。

若是因感冒而引起的，則要注意傳染給你感冒的那個人，與你之間的互動，是否眞切坦然？若無法得知感冒的傳染者，則表示細胞記憶碼中擁有對社會的強烈憤怒、集體的恐懼、過度在意他人的目光。

口腔的訊息

口腔是溝通的管道，也是攝取能量的重要器官，藉由它我們可以表達我們的情緒與感覺，若嘴巴或喉嚨發炎者，大多與喉輪能量不流暢有關，而造成這樣的主因大多與細胞記憶碼訊息中，擁有無法表達的憤怒、無法順利說出的自身感受、過度壓抑想法與情緒，或對於說謊的罪惡、欺騙有關，它的問題會呈現在我們生活中許多不願接納或處理的事實，或身體欠缺某重要微量元素所致。

頭部的訊息

頭部是我們感知外在事物與精神能量的媒介，若飽受頭痛之苦的人，通常是因為頭部的頂輪與眉心輪受到細胞記憶碼訊息干擾所影響，表示可能欠缺適當的表達或接受情緒的能力，更有可能的原因之一是你目前的行動與你的想法背道而馳，代表對現實的無力感，因為害怕面對或改變所產生的退縮心理，除此之外現今科技的發達，電磁波的干擾更是主要原因之一。

臉部的訊息

臉所傳達的訊息則表示我們的內在狀況，若臉部的皮膚出現問題，除了賀爾蒙與內分泌腺失調之外，也表示細胞記憶碼中具有對自身深層的矛盾與衝突感。除此之外，現今許多女性喜愛用許多化妝品與保養品，其背後來自深層的自我不認同，與被關注的渴望，且化妝品中大部分擁有許多非天然化學物質，這些長期使用，不僅會傷皮膚更會累積毒素，增加身體的負擔，保養臉部最好的方法其實非常簡單，每天早晚用些許有機的天然橄欖油塗抹臉部，久而久之，運用橄欖油天然代謝的能力，就可以減少黑斑沉澱物的形成。

牙齒的訊息

牙齒是我們與外在事物的第一道過濾器，許多食物必須經由牙齒的咀嚼進入消化道，因此，若牙齒出現問題，則代表我們正過度處理或分析某些狀況，蛀牙則表示我們的細胞記憶碼暗示我們的處理問題的能力出了差錯，無法分辨自己想要什麼與他人的期盼。除此之外，也包括我們正在處理我們不情願接受的事物，與我們真正想要的事是背道而馳的。

牙齒是接受愛、營養跟食物的第一道關卡，倘若長期有牙齒的毛病則表示自己正不斷在接受自己無法也不能消化的事情，然而牙齒的咬合不正或暴牙則和脊椎的偏移與身體能量不流通有深切的關係，這又代表著此人的細胞記憶碼中具有不平衡、過度犧牲、抑或過度自我、過度放縱……等訊息有關。

各牙齒所代表的涵義與對應器官

牙齒類別　上排齒	對應的器官	對應癥狀、疾病	對應的潛意識訊息
門齒（4顆）	腎臟、膀胱、泌尿系統、耳朵、咽喉、扁桃腺	頭痛、失眠、中耳炎、暈眩、前列腺問題。	慾望過剩、內心不安全感、無法面對現實、說不出口的傷痛、對於性的內疚與誤解。

牙齒類別　上排齒	對應的器官	對應癥狀、疾病	對應的潛意識訊息
虎齒（2顆）	肝、膽、眼、扁桃腺	白內障、青光眼、易怒、膽結石、肝病	過度執著某物、掌控他人或被他人掌控、渴望權力、放不下的仇恨、受害者情節。
小臼齒（4顆）	肺、大腸、鼻腔	濕疹、肺炎、感冒、腸道問題、鼻腔感染	過度恐懼、空虛感、找不到自我價值與方向、做了自己不願意做的事情。
大臼齒（4顆）	胰臟、胃、乳房、鼻腔	糖尿病、胃潰瘍、乳癌、胃食道逆流。	逃避自我、不願改變、停滯不前、過度緊張、恐懼傷害他人或被他人傷害、過度壓抑情緒。
智齒（2顆）	心臟、小腸	心血管疾病、心悸、高血壓、消化不良、容易腹瀉、便秘。	內在缺乏認同感、過度追求外在、過度在意他人看法、忽視自我價值、恐懼遭到傷害、自我批判。
門齒（4顆）	腎、膀胱	頭痛、失眠、腎虧、腎結石、泌尿道炎、前列腺問題、成癮症。	無法處理的事項、對於性的深層罪惡、縱慾、耽溺於某物。
虎齒（2顆）	肝、膽、眼	膽結石、多痰、易怒、肝病、眼疾	看不見的真相、表示有事情缺乏注意、放不下的憤怒、憎恨，受害者情節。

小臼齒（4顆）	脾、胃、乳房	打嗝、胃病、乳房問題。	無法包容、同理，過度執著與掌控，無法接受生命，渴望母愛、對於家庭的深度悲傷。
大臼齒（4顆）	肺、大腸	肺炎、濕疹、大腸癌、支氣管炎。	隱藏不想讓人知道的罪惡、恐懼接受、恐懼付出、無法表達、隱藏自我。
智齒（2顆）	心臟、小腸	心悸、高血壓、心臟病、腹瀉、消化不良。	無法適應環境，缺乏認同感、自我批判、無法理解的情緒。

Chapter 6

健康飲食煉金術

你是否以為人的存在，只是一個血肉的軀體，那些種種讓人疑惑、納悶的疾病問題，即使是現代醫學也無法給予最完整的解答，事實上，至今科學所能觸碰到有關身體與疾病的知識，其實都僅是巨大冰河上的表層，生於宇宙間的萬物皆脫離不了宇宙的創造與運作法則，人體也不例外。

健康煉金術的運用將向你逐一揭露，那些藏在冰川下的巨大智慧與奧秘。

現代人的生活汲汲營營，時常不自覺忽略了自身的身體狀況，我們的飲食、生活習慣甚至我們的情緒，都與我們身體狀況息息相關，然而現代對抗療法所傳授的醫療，卻與我們身體的眞理背道而馳，時常著重於病癥的消除，卻忽略了疾病本質上所代表的深層意涵。

很多人會認為自己生病是因為自己運氣不好、自己長期的生活習慣不良所導致，然而事實上，所有疾病的源頭，都與細胞記憶庫相關。

細胞記憶庫的方程式

永恆的健康

細胞記憶庫的三大元素，一是物質肉體的存有，二是心念的展現，三是靈魂的本質，然而這三大元素之中，靈魂是掌管其他兩者最根本的主要精神體，三者息息相關，密不可分，只要有一方失衡，便會導致另兩方受到干擾與影響。

我們身體的元素就像是土與風的元素，土的元素平穩、堅毅；風的元素代表著物質世界本身變化萬千的特性，若我們無法如土般厚實沉穩的拿起，將缺乏深刻的歷練，倘若我們又過於執著，會喪失風元素的變化，將累積過多的重擔於我們的靈魂之中，造成許多痛苦，因此我們面對物質生命的一切必須如土般沉穩拿起，又需如風般能輕盈的放下。

而我們心的元素就像是水與火一般，水代表是處於我們內在兩端的陰性能量──直覺、情緒與包容的力量，亦有正負極端，處理得好，水就如可以包容一切的海洋，若沒警覺就會如驚濤駭浪。而火的元素則代表著我們內在的另外一端陽性的能量，代表著堅毅與勇氣突破的能量，過多的火能量會導致災難性的摧毀與破壞，兩者間必須相互平衡，失衡的水能量與火能量，都會造成心念能量的失衡，讓人生的遭遇出現狀況，其最高的狀態就是，能和諧平穩的控制著火與水的能量，兩者相互融合。

而我們靈的元素就如同光元素一般，靈的本質意味著光與創造的能量，於靈的挑戰來自二元性的挑釁與離間，二元性意味著所有非光本質的挑戰，在靈的創造中，必須時時警覺與專注，必須小心不要輕易受到負面性的影響，須專注於靈性的成就與成長上。

細胞記憶碼的平衡運作

想要維持細胞記憶碼的平衡運作，必須有高頻率的飲食，注重身體的訊息，帶給身體富足的能量；當身體達到平衡時，心的拓展就能快速的提升，時時處於感恩的狀態，維持正向的心念能量，並要適時調和自己陽性與陰性的能量，覺知自己的思維與意識模式，清理與釋放這些舊有的細胞記憶碼，讓自己處在全然的愛與感恩之中，達到心的平靜與和諧；使用肯定句的正面力量，向宇宙宣示靈魂的最大本質，向宇宙拓展你的靈性光芒，把靈魂的極限與光芒綻放，此時將是最完美的細胞記憶庫方程式——將愛發揮到最大値的奇蹟療癒。

選擇適合自己的頻率食物

每個人都認爲擁有越多的財富，人生就越成功，然而眞正的成功必須建立在健康的身體上。人們不能太執著於自己想要的東西，完成多少自己希望的目標，因爲一旦失去健康，這一切就變得毫無意義。人們突然罹患嚴重的疾病，這往往不在人們的計畫之中，唯有在這個時候勇敢面對疾病，才能體驗生命的價值與智慧。

人們一生不停地努力，想把所有關於生活的事物都做對；因此列出自己的目標，不停地朝著目標前進，爲了理想與愛情犧牲自己，做事一絲不苟，希望從這些過程中得到快樂與成功。

然而，儘管勤奮的工作，儘管自己竭盡全力，儘管已經付出自己的全部，每個人都會發現，當疾病出現時，一切都是幻象，人們總是忽略最重要的事物，也就是自己的健康，以及選擇適合自己的頻率食物。

罹患疾病，在痛苦中才發現，原來過去許多食物不適合自己，然而已罹患疾病，很難快速地回到健康狀態，就會感到恐懼與失去方向。選擇適合自己頻率的食物，便能提升身體的波動。

尋找食物頻率屬性

各種食物的酸鹼性

血液是微鹼性，酸鹼度為PH 7.35～7.45，超過此值得為鹼中毒，低於此值的為酸中毒，其實檢查血液之PH值來判斷體質，作為調整食物之依據，是不正確的。因人的腎臟會快速地自我調整，以維持酸鹼平衡，使身體保持生理中性，不易受食物的酸、鹼性影響，所以會立即改變血液之中性化。

但疾病產生，且症狀惡化時，會使血液傾向酸性或鹼性，這並非攝取酸、鹼性食物，就能改善血液的PH值。

酸、鹼性食物不能以口感來分辨，而是以該食物燃燒後的成份中究竟含何種礦物質而定，含鈣、鉀、鈉、鎂、鐵元素居多者，是爲鹼性食品，含氯、磷、硫黃元素居多者，是爲酸性食品。

鹼性食物進入人體後，會因生理現象燃燒而產生礦物質的成份，並將這些鹼性元素離子化（物質溶於水中，而產生帶電的原子，即稱爲離子化）。

任何食品都兼具鹼性元素與酸性元素，只是比例各有不同，但若是體內的鹼性離子比酸性離子多，則形同強鹼與弱鹼之中和，結果便產生了鹼性鹽類，經過人體之生理反應，爲了維護體內的酸鹼平衡，便將這多餘的鹼性鹽類從尿液中排出，反之，食用酸性食物，身體也會將經過生理反應後，將多餘之酸性鹽類排出體外，形成尿液酸性化。

一般尿液通常是弱酸性，PH值爲6～7，尿液酸性化固然是一種警訊，若是尿液PH值超過8，傾向強鹼，則更屬於異常現像，可能是腎炎、膀胱炎或腎衰竭……等。

食物中所含的各種礦物質，都是人體所必需的，無論是酸性食物或鹼性食物，平常就應均衡地攝取。

多數的病患，都會發生代謝不良，排泄功能差，且習慣於用動物性食品調理，長久下來，體內就會形成過多的酸性鹽類，故建議病人多食用鹼性食物，可幫助身體更容易地進行酸鹼平衡，保持血液微鹼性，發揮正常免疫功能。

請參考下表食物酸鹼性一覽表。海藻類、綠色蔬菜類、芽菜類、多汁水果類、乳品類、菇類等，大部分都偏向鹼性食物；動物性食品、豆類、堅果類、精製的米麥雜糧、甜食類等大部分偏向酸性食物；而大部分油脂類，多屬於中性食物。

食物酸鹼性一覽表

酸性食物

蔬菜類	酸度	嗜好品類	酸度
慈菇	1.7	酒糟	12.1
白蘆筍	0.1	啤酒	1.1
豆類		清酒	0.5
蠶豆	4.4	**油脂類**	
花生	5.4	奶油	0.4
豌豆	2.5	棉子油	*
菜豆	*	**其他類**	
四季豆	*	酸乳酪	413.0
味噌	*	白糖	*
醬油	*	可可亞	*
海藻類		巧克力	*
紫菜	5.3	香草	*

鹼性食物

蔬菜類	鹼度	水果類	鹼度
菠菜	15.6	梨	2.6
萵苣	7.2	葡萄	2.3
高麗菜	4.9	芒果	*
菊苣	*	櫻桃	*
芹菜	*	棗	*
白菜	*	鱷梨	*
花椰菜	*	水蜜桃	*
甜菜	*	甘蔗	*
芥菜	*	橘子	3.6
薑	21.1	柳橙	*
蒟蒻粉	56.2	檸檬	*
青椒	*	柚子	*

酸性食物

食物	酸度	食物	酸度
穀類		樹薯粉	*
白米	4.3	蛋黃	19.2
大麥	3.5		
燕麥	17.8		
胚芽米	15.5		
小麥	*		
玉米	*		
麵粉	3.0		
麵包	0.6		
蕎麥粉	7.7		
米糠	85.2		
麥糠	36.4		
水果類			
李子	*		

鹼性食物

食物	鹼度	食物	鹼度
芋頭	7.7	西瓜	2.1
馬鈴薯	5.4	甜瓜	*
地瓜	4.3	哈蜜瓜	*
南瓜	4.4	木瓜	*
大黃瓜	2.2	**海藻類**	
小黃瓜	*	裙帶菜	260.8
胡瓜	*	海帶	40.0
紅蘿蔔	6.4	**菇類**	
白蘿蔔	4.6	香菇	17.5
牛蒡	5.1	松茸	6.4
蓮藕	3.8	洋菇	*
蕪菁	4.2	**堅果類**	
洋蔥	1.7	南瓜子	*
百合	6.2	蓮子	*

堅果類			
核桃	*		
榛實	*		

芽甘藍	*	芝麻	*
豆類		杏仁	*
扁豆	1.8	**其他類**	
大豆	10.2	蛋白	3.2
紅豆	7.3	人乳	0.5
豌豆莢	1.1	牛乳	0.2
豆腐	0.1	葡萄酒	2.4
水果類		礦泉水	*
香蕉	8.8	咖啡	1.9
蘋果	3.4	茶	1.6
草莓	5.6	醋	*
栗子	8.3	鹽	*
柿	2.7	糖蜜	*

食物的烹調方法

食物的烹調方法也會改變食物的屬性，如白蘿蔔與大黃瓜屬寒性食物，但一經燒、煮之後，便能改變其中的消化酵素（澱粉酶），對體質寒冷的人而言，不致發生太大的催降作用，各種烹調方式與食物燥寒的關係，請參考下表：

所以炒菜時只要加上薑、胡椒或辣椒等，便可改變食物的寒涼性，甚至趨於熱性，因此料理食物時應該遵照自己的體質，決定是生食或熟食，而且要選擇正確的烹調方法來調理身體。

有疾病者，還須配合自己的疾症狀況，適時增減某些食物，例如：感冒咳嗽時宜避時寒性食物，像香蕉、瓜類等，而應使用蜂蜜來舒緩滋潤；又如身體感到燥熱不安時，則應該避開油炸食品，多使用涼性食物如綠豆、海帶、西瓜……等。

我們只要能按自己的體質與症狀，適時選擇對症的食物，那麼身體就能得到及時的調理，強化免疫系統，恢復身體的自癒力。

炸——煎——炒——蒸——煮——燙——生食

食物屬性一覽表

	穀	豆	葉菜、花菜	根菜、莖菜
溫性（熱、溫）	高粱、糯米	刀豆	芹菜、茼蒿、九層塔、茴香、芫荽、韭菜、紫蘇	薑、大蒜、洋蔥、蔥、匪
平性（平）	糙米、小米、燕麥	豌豆、四季豆、紅豆、黃豆、蠶豆、黑豆、扁豆、花豆、毛豆、甜豆	高麗菜、秋葵、花椰菜、角菜、菠菜	結頭菜、山藥、胡蘿蔔、芋頭、馬鈴薯、百合、甘藷
涼性（涼、寒）	蕎麥、小麥、薏仁、大麥	綠豆	枸杞菜、莧菜、金針花、龍葵、芹菜、空心菜、芥菜、萵苣、青江菜、油菜、芥藍、紅鳳菜、龍鬚菜、白菜、珍珠筍、豆瓣菜、筊白、水芹菜、地瓜葉	蘿蔔、涼薯、蒟蒻、蓮藕

	果菜、蕈	乾果	水果	其他
溫性（熱、溫）	南瓜 辣椒	栗 核桃 熟芝麻 葵瓜子 腰果	杏 桃 櫻桃 荔枝 龍眼 金橘 山楂 番石榴	酒 酒釀 桂花 當歸 肉桂 麥芽糖 咖啡 冬蟲夏草 紅麴 八角 檳榔 桂皮 桂枝 芥末 陳皮 黑糖 醋 胡椒 花椒
平性（平）	玉米 猴頭菇 番茄 鮑魚菇 菱角 香菇 洋菇 木耳 松茸 金針菇	銀杏 芡實 生芝麻 無花果 枸杞子 杏仁 南瓜子 蓮子 花生 西瓜子	檸檬 葡萄 蘋果 芒果 楊梅 枇杷 橄欖 甘蔗 木瓜 楊桃 梅 棗 椪柑 柿子 鳳梨 菠蘿蜜	蜂蜜 白糖 冰糖 牛乳 可可
涼性（涼、寒）	絲瓜 葫蘆 茄子 黃瓜 越瓜 青椒 諾麗 冬瓜		西瓜 香瓜 梨子 文旦 香蕉 奇異果 柚子 葡萄柚 椰子 哈密瓜 桑椹 李 柳丁 石榴 草莓	海帶 紫菜 海苔 鹽 醬油 豆鼓 髮菜 薄荷

五味生機飲食食物特質

味道	有助益之臟腑	解析	舉例
酸味	肝（膽）	具有收斂固澀、止汗止瀉的作用，通常用以治療虛汗、排尿過多、嚴重下痢、遺精諸症的食物，都含有酸味，有助於提高肝、膽之機能。當勞累疲倦、力不從心時，喝杯檸檬汁或酸梅湯，便能立即提神解勞。不過但肝臟通筋骨，當酸味過量時，不僅傷胃，也會不利於筋骨。	醋、藍莓、草莓……等。
苦味	心（小腸）	具有宣泄、消炎、清熱的作用。苦味能抑制病治療心臟的炎症，可改善發熱口渴、氣弱焦慮、心煩喘促，對心臟功能衰弱者，特別有益。當心神興奮、失眠時，喝諾麗湯或微苦的人參片，便能使人平心靜氣，容易入睡，但攝食過量（如長期服用苦味藥），則會導致皮膚乾燥，毛髮脫落。	諾麗、萵苣……等。
甘味	脾（胃）	具有緩和調補的作用，能夠鬆弛緊張的肌肉，讓人覺得舒服，並可治療虛症，緩和頭痛，對脾胃甚有助益。脾臟乃造血之源，婦女經痛或月經不順時，只要攝取適量紅糖薑湯，便能減輕症狀，或當飢餓衰弱時，食用甜食，便能迅速恢復體力。但甜食若食用過量，也會倒盡胃口，影響食慾，甚至促使胃酸過量分泌，傷及胃壁。	麥芽糖、蜂蜜、甘草……等。

味道	有助益之臟腑	解析	舉例
辛味	肺（大腦）	具有行氣、行血和發散的作用，通常用以治療表證及氣血阻滯的食物，都含有辛辣味，能促進發汗，幫助血液循環，有利於肺、大腸和鼻。辛辣食品勿食過量，易傷及肝、膽、肺，發生病變時，多半會咳嗽、鼻塞、胸悶、嗅覺失靈，此時若吃過量的辛辣食物，則會傷肺，但平時若適量攝取辛辣食物，卻能強肺。	蔥、薑、白蘿蔔……等。
鹹味	腎（膀胱）	具有散結、軟堅、潤下的作用，可軟化體內硬塊，幫助排泄，對腎和膀胱有益，平常腎臟主司一切體液調節，必須靠適量的鹽維持機能，但腎功能不全者卻必須嚴格限鹽，以免腎臟加重負擔。	海帶、紫菜、海苔……等。

食物陰陽屬性分析表

類別	陰陽屬性	對身體生理的影響	食物舉例
①溫性食物	陽	食後身體生熱，使機能興奮、增加活力，適合寒性體質，可改善其衰退沈滯、貧血萎縮的機能。但若熱性體質食用太常，則會因過度興奮亢進反而造成發腫、充血、便祕的病症。	荔枝、當歸、薑、龍眼、大蒜、蔥白、木瓜、杏仁、花生
②涼性食物	陰	食用後對生理機能具有鎮靜、清涼消炎的作用，適合熱性體質，可改善其不眠、腫脹及炎症。相反的，若寒性體質者太常食用，則反使冷症發作及產生貧血現象。	海帶、西洋參、紅棗、栗子、山藥、櫻桃、胡麻、糙米、小麥、蓮藕

③補性食物	陽	食用後可增進體力、恢復元氣，適合虛性體質。相反的，若實性體質太常食用，則會造成便祕、汗排不出、病毒積在體內，反而引起高血壓、發炎、中毒等病症。	蘆薈、芹菜、傳統豆腐、蘆筍、香蕉、西瓜、鳳梨、蜜柑、番瀉葉
④瀉性食物	陰	食用後可協助病毒排除體外，並改善便祕，適合實性體質。相反的，若讓虛性體質者食用，只要食用過量，便會造成下痢、使身體更虛弱，對病毒之抵抗力降低。	蜂蜜、甘蔗、柳丁、茶、蘋果、梅子、牛乳、桃、柚子
⑤潤性食物	陰	食用後具有使體內水分保留之作用，適合燥性體質。相反的，若讓濕性體質者食用，則反使身體更為腫脹、毒素難以消退。	蕃茄、韭菜、石榴、葡萄、橘子、紫蘇
⑥燥性食物	陰	食用後具有協助體內水分排除之作用，可改善浮腫，適合濕性體質。相反的，若讓燥性體質者食用，則反使咳嗽加劇，便祕更加嚴重。	紅豆、冬瓜、薏仁、

自我體質判斷與調理的方法

生機飲食一定要先判斷自己的體質，然後再確認適宜食物與禁忌食物。判斷體質需根據身體的症狀，以一個月的顯著症狀來做依據。體質分類原則表如下：

分類原則	體質別	身體症狀	對症食物	飲食舉例
第一個分類原則，以寒熱來區分	①熱性體質	腺體亢進、身體機能代謝活動過度，易興奮緊張、常口乾舌燥、嗜喝冷飲、顏面潮紅、眼睛充血，身體易上火發炎，常便祕，尿量少而色黃，婦女生理週期常提早。	涼性食物：食後鎮靜、清涼消炎	綠豆 海帶 西洋參
	②寒性體質	身體機能代謝活動衰退，抵抗力減弱，體溫不足，手腳冰冷、臉色蒼白、貧血、精神萎靡、行動無力、腹瀉下痢、喜喝熱飲、尿量多而色淡、婦女生理週期經常較遲。	溫性食物：食後生熱、增加活力	荔枝 當歸 薑 薑黃 黃耆
第二個分類原則，以虛實來區分	③實症體質	身體缺乏排毒功能，即排便、排尿、排汗均有障礙，內臟有積熱，對病具足夠撲滅能力，體力充沛而無汗、經常便祕、尿量不多，臨床上，身體強壯初期的病症，多屬實症。	瀉性食物：協助排毒、改善便祕	芹菜 蘆薈 傳統豆腐
	④虛症體質	排便、排尿、排汗均正常，但人體的元氣不足，對病毒的抵抗力減弱，免疫力差，體虛盜汗、手心常濕、晚上常流冷汗，臉色蒼白、行動無力，臨床上，體弱多病者多屬虛症。	補性食物：增加體力、恢復元氣	枸杞 栗子 紅棗 高麗參
第三個分類原則，以燥熱來區分	⑤燥性體質	體內水分不足，口渴體熱、婦女月經量少、經常便祕、空咳無痰。	潤性食物：補給水分、滋潤身體	甘蔗 蜂蜜 柳丁
	⑥濕性體質	體內水分過剩、血壓高、身體浮腫，常腹鳴、多痰、經常下痢腹瀉。	燥性食物：排除積水、改善浮腫	冬瓜 紅豆 薏仁

八大體質細分表

體質			
實型	熱實型	燥熱實型	經常津液不足，容易便祕、口乾舌燥。宜食潤、涼、瀉性食物。
		濕熱實型	常有本態性高血壓、炎症、或腫脹、水分過剩。宜食燥、涼、瀉性食物。
	寒實型	燥寒實型	易患急性病，常有水分不足、機能退化、咳嗽、尿量過多、便祕等症狀。宜食潤、溫、瀉性食物。
		濕寒實型	屬於易激動型、劇烈神經痛、貧血、少汗。宜食燥、溫、瀉性食物。
虛型	熱虛型	燥熱虛型	常口渴、口乾舌燥、多汗、有糖尿病傾向。宜食潤、涼、補性食物。
		濕熱虛型	屬於過敏體質、不宜飲用奶類、經常下痢或便祕。宜食燥、涼、補性食物。
	寒虛型	燥寒虛型	有糖尿病傾向、精力減退、多尿多汗、無力倦怠、貧血虛弱。宜食潤、溫、補性食物。
		濕寒虛型	屬於虛弱型、尿多下痢、性衰弱、怕冷。宜食燥、溫、補性食物。

高頻率飲食食譜

生機飲食天然食譜

時間	食譜內容	備注
早上6點起床	一杯麥草汁50 cc（或其他青汁，病患休養者，麥草汁較適合）	保健者不需要每天喝青汁。
8點早餐	1.南瓜濃湯、番茄濃湯等 2.有機生菜沙拉 3.全麥麵包（無麩質）	南瓜濃湯、番茄濃湯可幫助新陳代謝，宜交替使用。
10點	甜菜根精力湯300～500 cc	若有明顯的症狀，可選用對症的藥草，製作藥草精力湯食用。
12點午餐	1.天然海藻野菇類湯或有機味噌湯 2.有機生菜沙拉 3.十穀糙米菜飯	有機生菜沙拉，若有消化不良者，湯類飯前提早食用較適合。
下午3點	天然蔬果酵素（30～50 cc）或自然發酵優酪乳（200～250 cc）	1.任選一種發酵飲料，可助消化與清腸。 2.尿酸偏高者勿用優酪乳。
下午4點半	甜菜根蔬果汁（300～500 cc）或其他蔬果	

6點晚餐	1. 有機生菜沙拉 2. 五穀雜糧粥	五穀雜糧粥可鹹甜口味輪流製作。
晚上8點	高維他命C蔬果汁或自然農法水果	1. 高維他命C蔬果汁可增強抵抗力，每周宜飲用2～3次。 2. 糖尿病與腫瘤患者，勿食用高甜度水果。
晚上睡前	1. 蜂蜜檸檬水（有機青檸檬較適合）（150 cc）或天然蔬果酵素（30～50 cc） 2. 麥草汁（50 cc）或青汁	

注

1. 體質調理者，適合早晚飲用小麥草汁（或青汁）50 cc。
2. 保健飲品，紫錐花茶、鼠尾草茶、南非草藥茶。
3. 癌症患者的重要飲食原則：少油、少鹽。

簡易生機飲食天然食譜

時間	食譜內容	備注
清晨起床	500 cc喜馬拉雅山礦岩水	1. 第一口水漱口吐掉後，將整杯水飲用完。 2. 早上礦岩水，晚上蜂蜜檸檬水。

時間	食譜內容	備注
早餐	1.南瓜濃湯或番茄濃湯 2.有機生菜沙拉 3.全麥麵包（無麩質）（或精力湯300～500 cc）	
午餐	1.十穀糙米菜飯 2.優酪乳（200～300 cc）＋自然農法水果	消化系統較弱者，優酪乳與自然農法水果應在飯前30分鐘使用。
晚餐	1.有機生菜沙拉 2.五穀雜糧粥	
晚上8點	高維他命C蔬果汁或自然農法水果	1.高維他命C蔬果汁可增強抵抗力，每周宜飲用2～3次。 2.糖尿病與癌症患者，勿食用高甜度水果。
晚上睡前	1.蜂蜜檸檬水（150 cc）或天然蔬果酵素（30～50 cc） 2.喝麥草汁（50 cc）或其他青汁	糖尿病與癌症患者不宜飲用蜂蜜水，改飲用天然蔬果酵素。

注
1.體質調理者，宜在早晚喝小麥草汁（或青汁）50 cc。
2.保健飲品，紫錐花茶、鼠尾草茶、南非草藥茶。

Chapter 7

身體營養素

營養不均衡，缺乏健康飲食的分配，將重心放在事業、愛情與其他事物上，直到罹患疾病，才知道健康的重要。

前一天還過著正常生活，疾病卻無預警在第二天出現，讓你在人生道路上停下腳步，無法持續前進。

人們總是覺得疾病來得突然，在人生高點或低點任何時刻都可能出現，在情緒低落、充滿壓力、無法控制自己的階段，它就突然地出現，其實不正確地飲食，是埋下疾病的根源，因此正確地攝取營養素，將是維持健康的關鍵。

六大營養素的正確攝取

要維持身體高頻率就必須正確攝取六大營養素。但攝取「對」的營養素，比「多」來得重要。常見多數人只顧著食用營養食物，而忽略攝取的食物必須符合自己身體的需要，因此不僅攝取太多，又無法給身體真正實質上的幫助。

人體所需要的營養素有五十餘種，主要可分成六大類：即碳水化合物、脂肪、蛋白質、維生素、礦物質與水分。其中少部分，體內可自行合成，但絕大部分須由食物供應。

各種營養素之間的作用，交互影響與平衡，對健康及疾病影響甚鉅，所以攝取某一特定食物而忽略其他食物是危險的。所以攝取食物要多元化，最好每天能食用超過三十五種的營養，因爲身體需要全食物的營養素，才能夠活化生理機能，喚醒身體自癒力，正如古希臘的醫聖希波克拉底提到：「食物是最好的醫藥」。

碳水化合物

醣類的小常識

1.供給身體能量：1公克的醣類在人體內氧化可產生4千卡的熱量，是體內最經濟、最安全的熱量來源。

2.保護蛋白質不被分解：只要飲食中有足量的醣類，則醣類是熱能的優先來源，可避免因醣類和脂肪含量不足時，使蛋白質作爲能量來源而被分解，故供應足量的醣類，就可保護蛋白質不被分解。

3.調節脂肪正常的代謝：飲食中須適量醣類，以幫助脂肪正常的氧化而完全燃燒。

醣類可分為四大類

1.單醣類：爲最簡單的醣類，不需再經消化，可直接被人體吸收，包括葡萄糖、蜂蜜、半乳糖與果糖。

2.雙醣類：須經消化爲二分子的單醣，才能被吸收，包括蔗糖、麥芽糖、乳糖等。

3. 寡醣類：不易被人體的消化酶分解，能促進腸內有益細菌的繁殖。

4 多醣類：不溶於水，無甜味，須經消化為單醣後，才能被人體吸收利用，包括澱粉、糊精、肝醣、纖維素等。

醣類甜味比較（以純糖為100分作比較）

果糖（173）＞蔗糖（100）＞葡萄糖（74）＞半乳糖（32）＞麥芽糖（32）＞乳糖（16）

正確攝取碳水化合物

醣類攝取建議

醣類攝取應盡量從全穀類攝取，全穀類包含胚芽、內胚乳與麩皮三部分，其營養價值遠勝過於精製的穀類（如全麥麵粉優於白麵粉，糙米優於白米，燕麥仁優於燕麥片……等），若是將小麥種子催芽至0.5公分，然後生食，更是最佳的澱粉生食方式，具有相當的食療效果。

一般人攝取糖之建議

優先採用紅糖，紅糖又名黑糖、赤砂糖，它是一種未經提煉的原始糖，營養價值比白糖高得多。每百克的紅糖，含鈣90毫克，鐵4毫克，均為白糖的三倍。此外，還含有維生素A原、B_1、B_2等多種維生素及錳、鋅、鉻等微量元素，具有補血、散瘀、緩肝、祛寒等效能，特別適合產婦、兒童及貧血患者食用。

糖蜜

糖蜜是蔗糖從甘蔗或甜菜晶化後所留下來的最終殘渣，也是所有含糖食品中營養最豐富的，糖蜜中所含的鈣比牛奶多，含鐵量比雞蛋多，鉀的含量也非常豐富，更富含維生素B群、維生素E及銅、鎂、磷、泛酸、肌醇等。

寡糖

寡糖乃是大腸內有益細菌「雙叉桿菌」的最佳糧食，能快速增殖雙叉桿菌，使大腸內好菌數量多於壞菌，對胃腸障礙如下痢、便祕者有直接的幫助，故有腸道疾病者，宜多攝食寡糖。

癌症病人禁吃任何形式的糖

癌症病人的癌細胞在葡萄糖的吸收顯現比正常細胞高3～5倍，如果使血液流經癌腫，約有半數以上的血糖會被癌細胞消耗，因此癌細胞會直接靠糖獲得供養，所以糖具有致癌的催化作用。

脂肪

脂肪的小常識

1.供給身體熱量：每公克脂肪氧化後能產生9千卡熱能。

2.構成體脂肪：體脂肪具有重要生理功能。

⑴保護體內各器官與神經組織。

⑵防止體溫的流失。

⑶貯存未來的能量。

3.保護蛋白質不被分解：只要飲食中脂肪夠，體內的蛋白質就不會被分解。

4.促進脂溶性維生素之吸收與利用：如脂溶性維生素A、D、E、K。

5.增加飽腹感與食物美味。

6.供應必需脂肪酸：供應人體最主要的必需脂肪酸一亞麻油酸，亞麻油酸具有重要生理功能。

⑴增加血管壁與細胞膜的結構。

⑵與膽固醇結合，協助其在血液中運送，可降低血中膽固醇的含量。

⑶延長血液凝固時間，減少血液凝結現象，防止血塊黏於血管壁上。

⑷預防與治療濕疹皮膚炎。

7.是膽固醇的來源：膽固醇是細胞膜的成分之一，有助於身體製造膽汁、腎上腺皮脂激素、雌性素、雄性素與維生素D。膽固醇是身體不可或缺的部分，但過多的膽固醇卻會引起動脈硬化。

各種植物性脂肪的分析比較表

脂肪名稱	飽和脂肪酸（%）	單元不飽和脂肪酸（%）	多元不飽和脂肪酸（%）	亞麻油酸（%）
紅花籽油	9	12	74	73
葵花籽油	10	21	64	64
玉米油	13	25	58	57
黃豆油（未氫化）	14	24	57	50
棉籽油	26	19	51	50
芝麻油	15	40	40	40
黃豆油（氫化）	15	43	37	32
花生油	17	47	31	31
棕櫚油	48	38	9	9
橄欖油	14	72	9	8
椰子油	86	6	2	2

注

1. **單元不飽和脂肪酸：**含量愈高則代表油脂愈安定，且降血膽固醇的能力愈強，可降低心血管疾病的發生率。

2. **多元不飽和脂肪酸**：含量愈高則油脂愈不安定，較不適合加熱油炸食品，因在高溫下易產生聚合作用，恐有致癌性，對人體不利。
3. **飽和脂肪酸**：含量愈高，將導致血膽固醇升高，而提升心血管疾病及高血壓的罹患率。
4. **亞麻油酸**：也是不飽和脂肪酸，是人體的必需脂肪酸，含量愈高，可促進人體維持血液、血管、皮膚與神經的健康，特別可防止皮膚乾燥與脫皮。

正確脂肪的攝取

膽固醇的罪魁禍首

在所有食物中，最容易使膽固醇竄高的就是肉類、家禽類和乳製品之飽和動物性脂肪，它能增加壞的ＬＤＬ膽固醇，程度因人而異，要防止動脈阻塞的第一步，一定要遠離以下食品：奶油、全脂牛奶、乾酪、牛肉、肥的豬肉和家禽的皮……等，最好以植物油代替動物油。

低脂肪危害健康

少油、少鹽、少糖的飲食原則是正確的，但不可完全不吃脂肪，因爲超低脂肪的飲食法，會讓人罹患心臟病、發育不良及濕疹等皮膚病，過少的脂肪攝取不僅降低壞的ＬＤＬ膽固醇，同時也嚴重地降低好的ＨＤＬ膽固醇，必會危及健康。

脂肪殺手——洋蔥與大蒜

洋蔥與大蒜分解脂肪能力甚強，若脂肪進食過量，應多吃洋蔥與大蒜，可阻止血小板凝結，並加速血液凝塊溶解，能有效預防血栓形成，避免中風與心肌梗塞。

含omega-6脂肪酸的植物油，若食用過量，會抑制淋巴球之形成，使免疫功能受損，故選擇omega-6脂肪酸含量最低的橄欖油，對免疫力較差的病人而言，是比較適合的。

omega-6脂肪酸含量百分比

紅花籽油（77），葵花籽油（69），玉米油（61），黃豆油（54），核桃油（51），芝麻油（41），花生油（33），亞麻籽油（16），橄欖油（8）。

攝取足夠之維生素，降低脂肪氧化

含不飽和脂肪酸的植物油很容易氧化，必須要攝取足夠的維生素E來抑制其氧化速度，氧化太快會造成細胞老化，故攝取脂肪時亦多補充富含維生素E的食物，如糙米、小麥胚芽、芝麻……等。另外，維生素C亦有抗氧化作用，所以也應多吃富含維生素C的食物，如青椒、甘藍菜、草莓、柑橘、檸檬……等。

蛋白質

蛋白質的小常識

1.建造及修補身體的組織。

2.調整生理機能：蛋白質在體內構成多種物質以調節生理機能，如：

(1)酵素：即酶，在體內有許多種，有助於體內各種新陳代謝及解毒之進行，酵素擕是一種催化蛋白，可催化食物被人體消化吸收。

(2)激素：即荷爾蒙，可調節人體各種新陳代謝反應之進行，如甲狀腺素、胰島素、腎上腺素……等。

(3)免疫蛋白：製造白血球及各種抗體，維繫體內的防禦系統以抵擋病菌感染。

(4)血紅素：可攜帶氧氣供應身體各組織細胞，並將代謝後的二氧化碳從肺部排出體外。

(5)血漿蛋白：特別是白蛋白，可調節血中滲透壓及維持水分的平衡。

(6)調節酸鹼平衡：可借胺基酸之鹼性離子與酸性例子相互中和，以調整血液的酸鹼度，使血液能保持微鹼性（PH 7.35～7.45）的最佳狀態。

3.供應熱能：1公克蛋白質氧化後能產生4000卡的熱能，平常應靠醣類與脂肪來供應熱能，若是醣類與脂肪攝食不足，才會輪到蛋白質供應熱能，但燃燒蛋白質對整體健康較爲不利。

蛋白質的分類

人體大約需要22種胺基酸才可形成人體蛋白質，其中有8種胺基酸無法由人體製造，須由食物中攝取，這8種胺基酸即稱之爲必須胺基酸，即異白胺酸（isoleucine）、苯胺基丙酸（phenylalanine）、蘇胺酸（threonine）、白胺酸（leucine）、色胺酸（tryptophan）、離胺酸（lysine）、甲硫胺酸（methionine）、及纈胺酸（valine），尚有二種胺基酸，精胺基酸（arginine）、組胺基酸（histidine），人體雖可合成，但其量不足，有些學者亦將這兩種胺基酸列爲必須胺基酸。

1. **完全蛋白質：**食物中含有8種必須胺基酸，且其含量足以維持健康並促進生長發育，這類的食物具有較高的蛋白質價，如奶類、酵母類（如啤酒酵母）、乳酪、黃豆、胚芽類（如小麥胚芽）……等。
2. **半完全蛋白質：**其所含的胺基酸只能維持健康，而其必須胺基酸的含量卻不足以供生長發育所需，如蔬菜類、水果類、五穀類……等。
3. **不完全蛋白質：**此蛋白質完全缺乏某種必須胺基酸，使所含的胺基酸不僅不能促進生長發育，亦不能維持身體健康，如玉米所含之玉米膠蛋白質、動物筋膠……等。

正確攝取蛋白質

植物性食品富含蛋白質者

植物性食品富含蛋白質者，除黃豆之外，以芝麻、葵瓜子及松子的蛋白質最佳（雖是半完全蛋白質，但十分接近完全蛋白質），其他如薏仁、杏仁、核桃、栗子、花生、腰果、南瓜子……等所有堅果及種子，也都是豐富蛋白質的理想來源，宜輪流交替吃，且須限量，避免進食過量。

素食者如何攝取完全蛋白質

素食者要攝取完全蛋白質，只要將五穀類配合豆類或種子類一起吃，如黃豆糙米飯、全麥麵包抹上花生醬……等，便可食用半完全蛋白質能互補胺基酸變成完全蛋白質。

體質調理者特別要充分攝取蛋白質

體質調理者特別要充分攝取蛋白質，若能在每日餐飲中加入下列食品如大豆製品（以豆皮為最佳）、啤酒酵母、發酵乳酪、海藻類、苜蓿芽、堅果種子類……等，蛋白質便不虞匱乏。

有些疾病必須嚴格限制蛋白質的攝取，如腎功能不全、尿毒症、慢性腎衰竭的患者，應進食低蛋白質飲食，如冬瓜、大黃瓜、絲瓜、苦瓜、白蘿蔔、冬粉、蓮藕粉……等，且食量也須加以限制，否則會危及生命。

主要食品必須胺基酸之比較表

必須胺基酸	牛乳	雞蛋	乾酪	卵蛋白	牛肉	牛心臟	牛肝臟	豬肉	魚肉	燕麥	黑麥	米	玉米粉
黑白胺酸	407	428	402	403	332	317	327	320	317	302	253	322	293
白胺酸	630	565	628	556	515	558	577	462	474	436	398	535	827
離胺酸	496	396	497	372	540	513	468	515	549	212	244	236	179
苯胺基丙酸	311	368	334	392	256	283	315	340	231	309	285	307	284
甲硫胺酸	154	196	190	245	154	149	147	156	178	084	089	142	117
蘇胺酸	292	310	272	275	275	288	302	292	283	192	190	241	249
色胺酸	090	106	085	090	075	081	094	080	062	074	076	065	038
纈胺酸	440	460	448	486	345	360	393	302	327	348	301	415	327
蛋白質價	78	100	80	100	83	80	84	86	70	78	80	72	42

必須胺基酸	麵粉	小麥麵筋	花生粉	大豆粉	芝麻	葵瓜子	馬鈴薯	菜豆	豌豆	甘薯	菠菜	胺基酸之基準構成
黑白胺酸	262	261	258	333	300	296	260	358	336	283	275	270
白胺酸	442	426	376	484	500	402	304	541	504	345	461	306
離胺酸	126	107	217	395	159	195	326	460	438	293	367	270
苯胺基丙酸	322	308	315	309	460	275	285	347	290	355	295	180
甲硫胺酸	078	100	056	086	181	095	087	064	077	119	115	144
蘇胺酸	174	151	169	247	182	209	237	274	230	324	285	180
色胺酸	069	060	070	086	093	078	072	058	074	115	101	090
纈胺酸	262	264	306	328	216	313	339	379	317	484	352	270
蛋白質價	47	40	56	73	59	72	56	47	58	81	70	100

注

1. 依據 F.A.O. Protein requirements, 1957
2. 鼓勵以植物性食品代替動物性食品，從此表可知植物性食品的蛋白質價甚高。
3. 植物性食品多數半完全蛋白質，但可以將連三種食物混合一起吃，藉這種食物組合方式來互不彼此所缺的胺基酸，便可得到完全蛋白質。

維生素

維生素是一種人體不能合成的有機化合物，可參與體內的生理反應，是促進人體生長發育、代謝、生殖與維持特殊功能不可缺少的物質，雖不能供給熱量，卻是人體必需的重要營養素之一。

維生素的分類

1.脂溶性維生素：有A、D、E、K四種。

2.水溶性維生素：有C、B群（B_1、B_2、B_6、B_{12}、泛酸、生物素……等）。

維生素之功能分析表

維生素	功能
維生素 A	幫助人體生長和組織修補，對眼睛保健很重要，能抵禦細菌以免感染，保護上皮組織健康，促進骨骼與牙齒發育。
維生素 B_1（硫胺素）	促進碳水化合物之新陳代謝，能維持神經系統健康，穩定食欲，刺激生長以及保持良好的肌肉狀況。
維生素 B_2（核黃素）	促進碳水化合物、脂肪與蛋白質的新陳代謝，並有助於形成抗體及紅血球，維持細胞呼吸。
維生素 B_3（菸鹼酸）	強健消化系統，有助於皮膚的保健及美容，改善偏頭痛、高血壓、腹瀉，加速血液循環，治療口瘡，消除口臭，減少膽固醇。
維生素 B_5（泛醇、Panthenol）	加速傷口痊癒，建立人體的抗體以防止細菌感染，治療手術後的顫抖，防止疲勞。
維生素 B_6	可幫助維持鈉、鉀的平衡，調節體液，增進神經含骨骼肌肉系統正常功能，是天然的利尿劑。
維生素 B_{12}	製造及更新體內的紅血球，可防止貧血，有助於兒童的發育成長，保持健康的神經系統，減除過敏性症狀，增進記憶力及身體的平衡力。
維生素 B_{13}（乳清酸、Orotic Acid）	有助於維生素 B 之新陳代謝，可與維生素 B_{12} 和葉酸一同進行新陳代謝，對細胞的復原和修補很重要。
維生素 B_{15}（潘胺酸、Pangamic Acid）	排除缺氧的狀態，缺氧時阻止體內陽氣不足，特別指心臟和其他肌肉。可促進蛋白質的新陳代謝，刺激腺體神經系統的活動。

維生素B_{17}（苦杏仁酐、Laetrile）	具有防癌、治癌的功效，因維生素B_{17}含有「氰」分子，正常細胞吸收B_{17}時，會將「氰」毒分解從尿中排出，而癌細胞無法分解「氰」毒，而被攻擊。
維生素C	治療燙傷、外傷及牙齦出血，加速手術後的復健，降低血中膽固醇，預防病毒及細菌的感染，預防癌症，是天然輕瀉劑，預防血栓產生，防止感冒，預防過敏症。
維生素D	促使人體適當使用鈣質及磷質，以產生強壯的骨骼及牙齒，配合維生素A與C同時服用，可防止感冒，治療膜炎，可使人體增強吸收維生素A的能力。
維生素E	延緩細胞老化，增強耐力，配合維生素A可保護肺部不受空氣污染，預防及溶解血栓，消除疲勞，加速燙傷復健，預防傷疤，天然利尿劑，降低血壓，防止早產及流產。
維生素F（Unsaturated Fatty Acids）	防止膽固醇在動脈中凝結、沉澱，對於危害人體的X射線，可提供保護作用，協助內分泌的正常功能而促進發育，有助鈣之吸收，防止心臟病，對減肥深具功效。
維生素H（生物素、Biotin）	防止頭髮變白，預防及治療禿頭的現象，減輕肌肉的疼痛，治療濕疹及皮膚炎。也是碳水化合物、脂肪與蛋白質之新陳代謝所必需，能促進維生素B的利用。
維生素K（葉藻醌、甲萘醌）	防止人體內出血及外出血，可以減少月經得大量出血現象，使血液凝結，有助於凝血酶元之形成。
維生素M（葉酸、Folic Acid）	增加乳汁，可消滅場內的寄生蟲，破壞食物中的毒素，是天然止痛劑，能促進食欲，防止發生口瘡，治療貧血，葉酸與泛酸及PABA一起服用時，可減緩頭髮變白的現象。

維生素	功能
維生素P（生物類黃酮、Bioflavonoids）	能增強微血管的組織，預防及治療牙齦出血，增強維生素C的效力，增強人體對細菌感染的抵抗力，治療內耳疾病所造成的水腫及昏眩的現象。
維生素T（Sesame Seed Factor）	促使血液凝固，有助於人體製造血小板，可治療貧血及血友病，對在治療記憶力減退中有增進記憶的明顯功效。
維生素U（甲硫丁胺酸）	幫助消化性潰瘍，增進傷口癒合，對治療十二指腸潰瘍有顯著效果。
膽鹼（膽素、Choline）	防止膽固醇在人體內聚集，可打通腦血管堵塞，避免膽結石形成，刺激神經系統，尤其是刺激腦波，增強記憶力，維護肝臟，可以減輕並消除毒素對肝臟的損害。
肌醇（Inositol）	形成卵磷脂所必需，肌醇及膽鹼在體內合成卵磷脂，促進體內脂肪及膽固醇的新陳代謝，降低膽固醇，防止脫髮，肌醇與膽鹼對於腦細胞的營養非常重要。
PABA（氨基苯甲酸、para aminobenzoic acid）	減輕燙傷後的疼痛，保持皮膚的健康及光滑，減少皮膚的皺紋，刺激腸內細菌產生葉酸，是一種輔酶，可幫助蛋白質的分解和利用，並促進血細胞之形成。
泛酸（Pantothenic acid）	刺激腎上腺分泌荷爾蒙，維護皮膚與神經的健康，促進細胞的新陳代謝，可合成膽固醇與脂肪酸，維護消化道的健康，減少抗生素對人體的毒害，可減輕由過度X光照射所引起的細胞損傷。

各種維生素的理想來源表

維生素	理想來源
維生素A	小麥草、苜蓿芽、蛋、全脂奶粉、蒲公英，黃綠色的蔬菜與水果（如胡蘿蔔、菠菜、馬鈴薯、甘藍菜、甜菜、芥菜、蘆筍、番茄、木瓜、芒果）
維生素 B_1	小麥胚芽、米麩、全穀、莢豆類、酵母、糙米、糖蜜、小麥草、苜蓿芽、豌豆苗、核果、蛋、黃豆、玉米、豌豆、燕麥、小麥、毛豆、花生
維生素 B_2	酵母、小麥胚芽、小麥草、苜蓿芽、糖蜜、蛋、酸乳酪、全穀、莢豆類、核果、可可亞、杏仁、甘藍菜、黃豆、小麥、豌豆、小米
維生素 B_3（菸鹼酸）	酵母、米麩、奶品、莢豆類、小麥、花生、小麥草、杏仁、米、苜蓿芽、毛豆、玉米、棗
維生素原 B_5（泛醇、Panthenol）	麥麩、糙米、啤酒酵母、苜蓿芽、葵瓜子、南瓜子、芝麻、杏仁、花生、小麥草、黃豆、燕麥、小麥、花椰菜、香菇
維生素 B_6	酵母、小麥草、蜂蜜、小麥胚芽、全穀、莢豆類、香蕉、豌豆、馬鈴薯、花生、白菜、毛豆、大頭菜、橘子、蘋果、花椰菜、深綠色蔬菜
維生素 B_{12}	酸乳酪、奶品、回春水、自然發酵的泡菜、米麩、海藻
維生素 B_{13}（Orotic Acid）	酸乳酪、根莖類蔬菜
維生素 B_{15}（Pangamic Acid）	啤酒酵母、全穀、米麩、杏仁、南瓜子、芝麻

維生素	理想來源
維生素 B_{17}（Laetrile）	苦杏仁、蘋果核仁、櫻桃核仁、桃核仁、李核仁、綠豆芽
維生素C	青椒、葡萄柚、金橘、草莓、龍眼、柳丁、檸檬、櫻桃、甘藍菜、小麥草、苜蓿芽、甜菜、花椰菜、菠菜、棗、莧菜、油菜、山楂、鳳梨、白蘿蔔、番茄、馬鈴薯、白菜、蘋果、西瓜
維生素D	奶油、奶品、乾香菇（日曬過）、蛋
維生素E	小麥胚芽、糖蜜、蛋、冷榨植物油、甘薯、馬鈴薯、豌豆、黃豆、甘藍菜、菠菜
維生素F（Unsaturated Fatty Acids）	植物油、奶油、葵瓜子、小麥草、黃豆、花生、胡桃、杏仁
維生素H（生物素、Biotin）	巧克力、花生、蛋、香菇、毛豆、花椰菜、糙米、豌豆、糖蜜、玉米、香蕉、小麥、草莓、洋蔥、番茄、菠菜、啤酒酵母、全穀、夾豆類、核果、奶品
維生素K（凝血維生素）	小麥草、苜蓿芽、黃豆、海藻、酸乳酪、糖蜜、胡蘿蔔、蕃茄、花椰菜、白菜、綠色蔬菜（菠菜、甘藍菜）
維生素M（葉酸、Folic Acid）	花生、小麥草、小麥、西瓜、蘆筍、香菇、香蕉、蛋、橘子、花椰菜、番茄、釀酒酵母、全穀、奶品、香瓜、杏仁、深綠色蔬菜（菠菜、香菜）、根莖類蔬菜（胡蘿蔔、白蘿蔔，豆類）
維生素P（Bioflavonoids）	蕎麥、大麥、草莓、柚子、杏子、橘子、檸檬

維生素T（Sesame Seed Factor）	芝麻種子、生芝麻油、蛋黃
維生素U	生甘藍菜汁、新鮮甘藍菜、自然發酵的酸泡菜
膽鹼（膽素、Choline）	小麥草、蛋、黃豆、花生、玉米筍、白菜、毛豆、菠菜、奶品、玉米、馬鈴薯、甜菜、奶油、啤酒酵母、莢豆類、小麥胚芽、卵磷脂
肌醇（Inositol）	小麥草、毛豆、橘子、花生、全麥、葡萄乾、桃子、白菜、花椰菜、洋蔥、巧克力、小麥、馬鈴薯、西瓜、草莓、胡蘿蔔、玉米、香菇、奶品、全穀、啤酒酵母、糖蜜、卵磷脂
PABA（氨基苯甲酸）	酵母、小麥胚芽、糖蜜
泛酸（Pantothenic Acid）	蛋、莢豆類、全穀、小麥草、杏仁、啤酒酵母

礦物質

礦物質在整個身體組織中僅佔小部分，但卻在許多生命過程中扮演了重要的角色，而且各種礦物質之間必須保持平衡，才可維持身體的正常功能，例如正常的骨骼鈣化，需要鈣與磷有個適當的比例；而鈉與鉀在細胞內、外成正常比例時，才可以維持細胞的機能；另外，鉀與鈣在血液中必須維持正常比例，方得以保持肌肉的活力，所以攝取食物宜多元化，才能滿足身體的所需。

礦物質的分類

1.主要元素：人體中有七種主要的礦物質：鈣、鎂、鈉、鉀、磷、硫和氯，這些元素組成身體所有礦物質的60～80%，其中又以鈣、磷佔了大半以上，這些主要元素是以毫克（mg）來計量。

2.微量元素：尚有十多種人體不可或缺，但需要量較少的元素，我們稱之爲微量元素，如鐵、銅、碘、錳、鋅、鈷、鉬、氟、鋁、鉻、硒等，這些礦物質是以毫微克（Microgram，簡稱爲Mcg）來計量。

礦物質之功能分析表

礦物質	功能
鈣	構成骨骼及牙齒，維持心跳規律、體內酸鹼平衡以及毛細血管的正常滲透壓，增加細胞膜的通透性，活化酵素，能幫助正常的血液凝固、肌肉收縮及神經傳導。
磷	是骨骼、牙齒、軟組織及各種酶的主要成分，與鈣共同製造骨骼及牙齒，可防止血液酸鹼性的變遷，構成遺傳物質（DNA，1），幫助葡萄糖、脂肪及蛋白質的代謝。

鈉	維持細胞間的正常體液，並維護神經、肌肉、血液、以及淋巴系統的健康。
鉀	控制心肌、神經系統及腎臟的活性，避免肌肉麻痹、鬱悶不安與全身無力。
鎂	扮演觸媒，幫助碳水化合物、脂肪、蛋白質、磷、鈣、鉀的吸收和利用。
硫	胺基酸的一部分，為形成身體組織所需，參與組織呼吸，並為膠原合成所需。
氯	調節酸鹼平衡、維持滲透壓、刺激胃酸分泌、維護關節的肌腱活動。
鐵	形成血紅素及肌紅素所必需，能幫助蛋白質的新陳代謝、促進生長、預防貧血、預防神經衰弱、疲憊、胃潰瘍與食欲不振。
銅	能促進紅血球的形成，使酵素的一部分，可與維生素C共同作用，以形成彈性蛋白質。
碘	維持甲狀腺功能正常，調節生長與發育，預防內分泌失調。
錳	為酵素活化劑，參與碳水化合物及脂肪的製造，是正常的骨骼發育所需，並維持性荷爾蒙的製造。
鋅	是70種以上酵素的主成分，為胰島素與男性生殖液的成分，能促進磷的消化及新陳代謝，幫助傷口癒合，維護味覺技能，增強免疫力。
鈷	作用有如維生素B_{12}的一部分，能維護紅血球，活化體內的酵素。
鉬	幫助脂肪和醛類氧化，並且幫助鐵質在肝中保存。
氟	可抑制酸性細菌的生長，減少牙齒的腐蝕。
鉻	幫助脂肪酸、膽固醇和蛋白質的合成，增加胰島素的效力，刺激酵素，幫助新陳代謝，產生能量。
硒	與維生素E共同作用，保持組織彈性。

礦物質的理想來源表

礦物質	理想來源
鈣	花椰菜、蕪菁菜、芥菜、羊栖菜、黃豆、奶品、乳酪、小麥草、苜蓿芽、糖蜜、花生、胡桃、芝麻。
磷	小麥草、蛋、莢豆類、奶品、乾酪、核果、全穀、啤酒酵母、卵磷脂。
鈉	小麥草、鹽、發粉、黃豆、乳酪、糖蜜、芹菜、奶品、海帶、橄欖、豌豆、味噌、醬油。
鉀	杏仁、鱷梨、甜菜、小麥草、苜蓿芽、全穀、蔬菜、脱水水果（水果乾）、莢豆類、葵瓜子、胡桃、栗子、麥麩、地瓜、菊苣、巧克力、無花果、糖蜜、葡萄乾。
鎂	小麥草、全穀、深綠色蔬菜、糖蜜、核果、玉米、檸檬、蘋果、麥麩、莢豆類、杏仁、胡桃、巧克力、咖啡、花生、豆腐、奶品。
硫	小麥草、蛋、甘藍菜、乾酪、核果、莢豆類。
氯	鹽、全麥麵粉、橄欖、酵母、玉米油、海藻。
鐵	金針菜、蘿蔔乾、菠菜、全穀、小麥草、苜蓿芽、蛋、酵母、蜂蜜、甜菜、甘藍菜、芥菜、蕪菁葉、大黃瓜、萵苣、大白菜。
銅	核果、莢豆類、蜂蜜、葡萄乾、巧克力、可可、穀類、乾燥水果（水果乾）。
碘	海藻類、洋蔥、海鹽。
錳	小麥草、全穀、綠色蔬菜、莢豆類、核果、鳳梨、蛋、酵母、萵苣、小麥。
鋅	小麥草、南瓜子、葵瓜子、草菇、酵母、黃豆、甜菜、麥麩、梨、豌豆、香菇、啤酒酵母。
鈷	小麥草、奶品、綠色蔬菜、水果、豌豆、葡萄乾。

鉬	莢豆類、全穀麥片、深綠色蔬菜、奶品。
氟	茶、加氟的水、菠菜。
鉻	玉米油、全穀麥片、釀酒酵母。
硒	酵母、小麥草、麥麩、花椰菜、全穀。

注

1. **莢豆類：**如豌豆、豆莢、花生、扁豆……等。
2. **全穀：**穀粒份胚芽、麩皮、內胚乳三部分、包括三者的即為全穀。
3. **酵母：**指啤酒酵母與釀酒酵母（啤酒酵母可生吃、釀酒酵母不可生吃）。
4. **啤酒酵母：**是一種未發酵的酵母，含豐富維生素B群含礦物質，包括16種胺基酸，14種礦物質和17種維生素，是RNA（一種核酸）的極佳來源，對防止老化很重要。
5. **核果：**乾燥的果仁和種子，包括核桃、杏仁、腰果、松子、葵瓜子、南瓜子、五花瓜……等。
6. **卵磷脂：**人體內的所有細胞都含有卵磷脂，它能分解膽固醇，預防動脈硬化，蛋黃、黃豆、核果、全麥、黃豆、核果、全麥、未精製的植物油、玉米……等，均可提供天然形式的卵磷脂。

水

水的小常識

水是飲食中最重要的營養素，人在沒有蛋白質、碳水化合物、脂肪的情況下，可活五個星期之久，但若在沒有水的情況下，只能活五天。

人體充滿了水，存在於每個細胞與各種體液中，如：心臟中有79%是水，脾臟有75%是水，血液有82%是水，腎臟有82%是水，肌肉有75%是水，腦部有74%是水，皮膚有72%，胃腸有74%是水，肺臟有79%是水，骨頭有22%是水，淋巴腺有94%是水……等。

這些體內的水，來自於代謝水，食物於體內被氧化時，都有水分產生，此種由於食物在體內被氧化而產生的水，稱之爲代謝水。也有來自於是體外的水，包括飲水（約攝取1200 c.c.）、食物內的水分（約攝取1000 c.c.）。

體內的水會透過人體酸鹼平衡自然調節的生理機能，保持各種體液的PH值，維持身體健康，如：

(1) 血液：PH 7.35～7.45

(2) 循環液：PH 7.35～7.45

(3) 胃液：PH 1.6～1.8

（4）尿液：PH 5.5～7.0

（5）胰液：PH 8.0

（6）膽汁：PH 7.8～8.6

水的七項基本功能：

（1）將各種營養素運送到身體各處。

（2）使體內的每個細胞維持在正常的生理機能。

（3）維持體溫。

（4）濕潤關節。

（5）促使食物消化。

（6）能使體內代謝的廢物，隨尿液排出體外。

（7）人體各器官的活動、循環與新陳代謝。

水的正確喝法

除了從日常食物和糖類獲得水分之外，一個人一天應飲用6～8杯水及飲品（1杯150 c.c.，約900～1200 c.c.），正確的飲水量，與每個人的腎臟機能有密

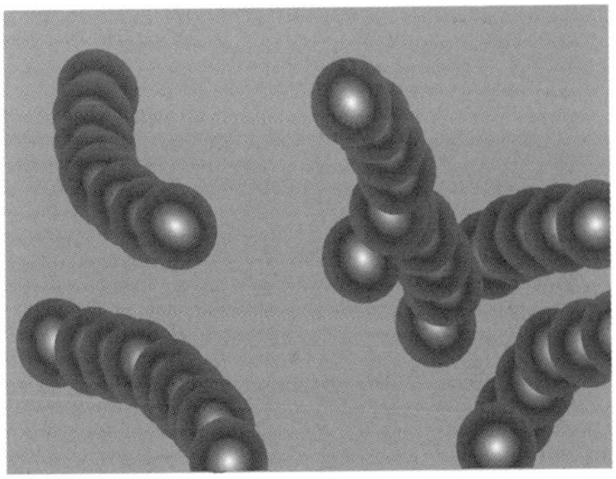

不健康的血球串成一串

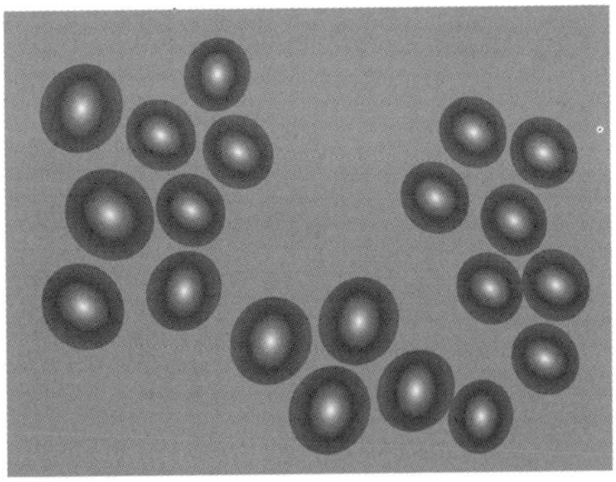

健康的血球是一個一個分開

切關係，大致上每人每天的飲水量，爲前一天的總尿量加上500～800 c.c.較爲恰當。

不過，痛風患者較爲特殊，宜每日飲用7杯水（約3500 c.c.）。

但一次的喝水量不可太多，一次喝1～2杯（約150～300 c.c.）較爲恰當。

一天最好要喝四次水，建議時間如下：

1.早上起床時（尚未下床活動）1～2杯（1杯150 c.c.）

2.上午9點～10點 2杯

3.下午3點～4點 2杯

4.晚上睡前1杯（擔心晚上會因起床尿尿影響睡眠者，可在睡前兩小時飲用）

流汗、運動或吃了較鹹的食物，以及下痢腹瀉時，都需立即補充水分。尤其在早上起床時，最好能在在床上飲用1～2杯的水（第一口先漱口吐掉，喝完後休息10分鐘再下床。）能刺激大腸，對便祕最有效。

消化系統不良者如果在飯前先飲用湯水，建議隔20分鐘左右再吃飯，以免稀釋胃液，影響消化。

若要把水煮沸，必須讓它超過100℃，並且掀開水壺該讓水沸後再滾約10分鐘，使氯得以揮發，否則水裡會產生三鹵甲烷的致癌物，因爲我們的自來水都加了氯來消毒。

對人體有明顯害處的重金屬爲鎘與鉛，若家中的水管或容器仍爲鉛製品，則早晨起床用水前，最好先將水管內隔夜的自來水放掉（起碼將水龍頭打開，放水約1分鐘以上，可將所放的水拿來刷洗用，但不可飲用），因為鉛很容易溶解於水中，進入體內，長期累積有害健康。

水的種類

天然水

1.山泉水：最理想的水，是在海拔2500公尺以上的高山中，從天然地層自然湧出的礦泉水（非以人工馬達抽取），而且在水源直徑10公里內沒有任何污染存在，這些水在滲過土壤和地殼的岩石孔隙時，就以淨除了地表汙染物和細菌，在地下儲存期間，慢慢溶解周圍的礦物質，生飲這種天然水，等於喝了含活性生命原子的優質水，能促進全身細胞的新陳代謝。

2.雨水：汙染空氣的有毒物質，如氧化硫、氧化氮，甚至有毒重金屬會溶解於雨水，使雨水呈現酸化，這種酸雨會危害人體健康，不可取飲。

3.井水：一般井水均適宜取飲，但有些地區深井的水，卻含有砷，會導致烏腳病與皮膚癌，故安全之策，先將井水送檢化驗，確認安全後，才可取飲。

4.至於其他的河水、湖水……等，可能已被垃圾或工廠廢水所污染，會危害人體健康，不可取飲。

淨化水

1.樹脂構造的濾水器：這是一般最普遍的家庭濾水系統，運用離子交換樹脂，濾掉水中的石灰質，煮沸無沉澱物，但無法消除餘氯與大腸桿菌，這種濾水器生成的水，含有雜菌。大腸桿菌、氯、三鹵甲烷……等，必須煮沸才能飲用，不可生飲。

2.薄膜加活性碳的濾水器：過濾效果較佳，可濾除雜菌、大腸桿菌、鐵銹等，並保存水中礦物質，水質不差但溶氧量較低，煮沸後會產生少許沉澱物，這種水較無活性效果，不鼓勵生飲，適宜煮沸後取飲。

3.逆滲透濾水器：利用水的高分子溶液及低分子溶液的特性，使過濾出來的水純淨無雜質，細菌、礦物質等均可去除。這種水十分純淨，幾近於蒸餾水，煮沸後無礦物質沉澱，水質功能不變，但溶氧量較低，全無礦物質，若長期飲用這種水，須從其他食物中補充礦物質，可以生飲，但不能將這種水當作斷食期間的飲料。

4.飲水機系統：其過濾筒僅爲棉紗或海綿添加活性碳，必須定期加以更換，只能過濾氯、汙泥、鐵銹……等，一般雜菌無法消除，故喝熱水部分較爲安全，冷水部分最好不要喝（除非飲水機有附加其他的殺菌設計）。

若是起初水管（包括機內的管路）是鉛的材料，則切莫以此熱水泡牛奶給嬰兒食用，否則會發生嬰兒鉛中毒的後果。

5.開引機系統：這是一種比較簡易的濾水設備，主要是將自來水加熱成開水狀態，以便隨時可以取飲。除煮沸殺菌外，有的品牌還加上紫外線殺菌或延長沸騰時間以及消除自來水的餘氯。添加生水時，少部分會流入溫水膽，以致飲用溫水時，連帶會喝到生水。故應選用有「止水閥」、「放水閥」設計的種類，「止水閥」可以阻隔生水進入溫水膽，「放水閥」可以放掉機器中殘留的雜質，方便清潔，確保衛生。若開飲機的構造不理想，則建議盡量只使用熱水部分，溫水或冰水部分最好不要直接引用。

6.紫外線殺菌濾水器：能充分殺菌，可以生飲，但易受水流速率及燈管壽命的影響，而使殺菌的空能降低。

7.銀活性炭濾水器：銀活性炭是爲了強化原先使用的活性碳過濾效果，而再加銀來殺菌，其主要目的在防止濾層中滋生細菌，依我國現行飲用水的水質標準，「銀」的含量不得超過50微毫克，這種濾水器，即使長期間不去使用，也能在濾水器中抑制細菌的繁殖，使細菌降低到水質標準含量以下，但因「銀」本身的殺菌速度比較慢，故殺菌、消毒的效果仍不完全。

8.電解離子水生成器：即俗稱的「鈣離子水」或「鹼性離子水」。其作用原理是讓自來水通過陽極和陰極電擊板的水槽，由陰極（負電極）部分產生的淨水就是「鹼性離子水」。其中PH值爲8.5～10.5。鈣離子含量達到20～30％，滲透壓高、溶解力強，可以生飲。這種濾水器，是先將水過濾去除氯、汙泥、鐵銹、雜質等，此時水中尚有菌類及礦物質，再進入電解槽進行電解，電解時所有的菌類便被消滅，而帶正電的礦物質（如鈣、鎂、鉀、鈉……），便集中於陰極成鹼性離子水。

含鈣鹼性離子水當然可以補充人體內鈣含量的不足，多喝鹼性水也能促進新陳代謝，有益健康。

關於水的 Q&A

如何區分軟水與硬水？

1. 其中之一的區別方式主要在含礦物質的多寡，如果水中所含的鈣、鎂、鐵、錳……等較多，其陽離子容易與水中存在的特定陰離子結合，形成硬度，亦即通稱的「硬水」，反之，即稱爲「軟水」。

2. 以硬水當作飲用水對人體沒有害處。有時反而有好處，在某些水質特殊的地區，甚至要在水裡添加礦物質，譬如加碘化鉀以防止甲狀腺腫大，含鈣、鎂較多的硬水對心血管疾病患者較爲有利。

①使用硬水的「缺點」，只有在煮沸時，比較會在鍋底或加熱器的管線形成鍋垢，或以硬水洗滌衣物時，容易發生沉澱而影響溝渠的水流。

②在人體內，硬水也像軟水一樣能稀釋草酸的濃度，只要水量喝夠，也同樣能降低尿液中的濃度。

③水的軟硬度依地區而有不同，一般來說，地面水比地下水軟，純水比非純水軟，就目前而言，普通的公共給水不太需要經由水的軟化過程除去硬度。

如何判斷自家飲用水水質的優劣？

1.有澀味：水中的有機物質或腐植酸過量，或重金屬：如鐵、銅、鋅含量過高。

2.有強烈的碳酸臭味：水中酚類含量過多。

3.有腐敗的味道：水中含硫化氫。

4.有消毒水的味道：水中餘氯含量過高。

5.有苦味：水中鎂與錳含量過多。

何謂優質水

1.不含有害成分：即已除去水中的汙染或化學物質，尤其是除去水中的餘氯。

2.含有部分礦物質：如鈣、鎂、鈉……等礦物質，在1公升的水中以含有100毫克程度的礦物質爲最理想。

後記

治療的最高力量是來自「靈魂的淨化」

當醫師們在使用藥物治療疾病探時，他們忽略了這最具威力卻看不見的力量：「靈魂」。你的靈魂是肉體的本源力量，在每個人的疾病與意外發生前，你的靈魂早已發出各種警訊與提醒，這些訊息非常細微與精細。多數人往往不以爲然甚至忽略，事實上，你的靈魂比你清楚疾病的源頭。

現代西方醫學的思維依然是以歸類症狀、給予病名、以及採用藥物治療爲主，病患的問題並沒有經過系統性的整合考量，也因此慢性病就變成無法逆轉的疾病。很遺憾，現代多數在治療疾病的藥物皆是化學合成的，長期使用，會產生不可抗拒的副作用，並對人體產生潛在傷害，希望透過靈魂淨化法，幫助眞正想改變疾病根源的人們。

此刻拿著這本書的你，如果正因爲身體疾病、心理創傷與各種人生負面的問題所影響著，期望這本書能帶給你的靈魂超越意識的奇蹟療癒。

保羅．亞伯拉罕 Paal Abraham

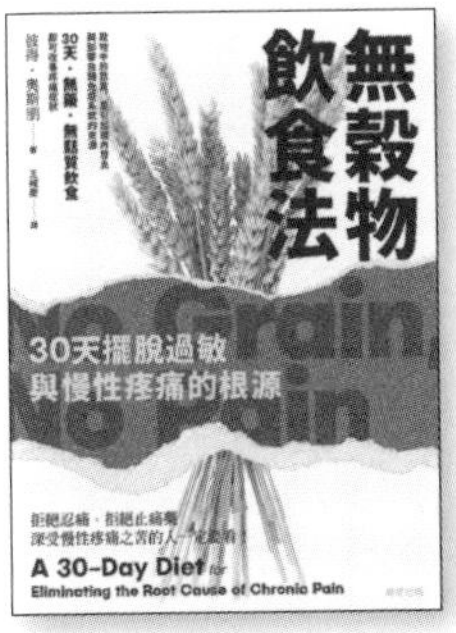

《無穀物飲食法：30天擺脫過敏與慢性疼痛的根源》

彼得・奧斯朋◎著　王耀慶◎譯／定價360元

深受慢性疼痛之苦的人一定要看！
穀物中的麩質，是引起體內發炎與影響自體免疫系統的來源

專家研發兩階段食譜，包含一般性規則通論、大多數飲食中會接觸到的穀物與麩質成分、能吃與絕對不能碰的地雷食物。

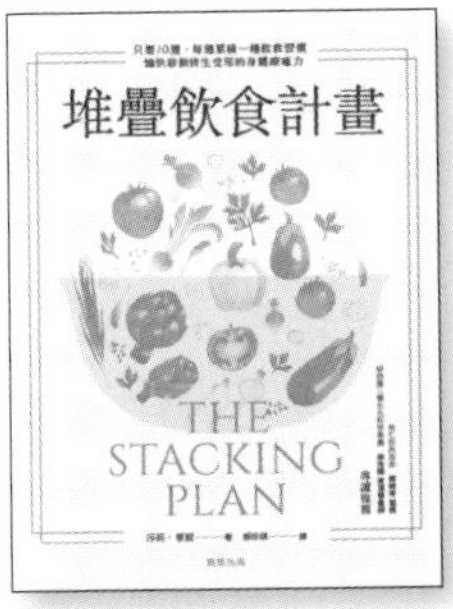

《堆疊飲食計畫》

莎莉・畢爾◎著　郭珍琪◎譯／定價350元

只要10週，每週累積一種飲食習慣
愉快啟動終生受用的身體療癒力！

作者為專業營養師，以深入淺出的方式，解釋為何現代飲食充滿弊病，進而提出依詢現代營養科學法則，並參照古老長壽智慧而生的「堆疊飲食記畫」。

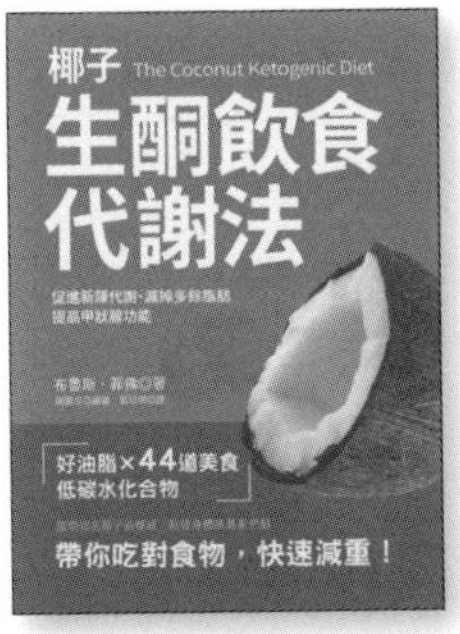

《椰子生酮飲食代謝法》

布魯斯・菲佛◎著　郭珍琪◎譯／定價399元

國際知名椰子油權威，點破身體胰島素把戲
帶你吃對食物，快速減重！

作為全球椰子油專家，將該如何執行計畫、如何吃的實際方法大公開。三階段椰子生酮飲食計畫、飲食計畫前的準備與營養記算表，決不藏私！

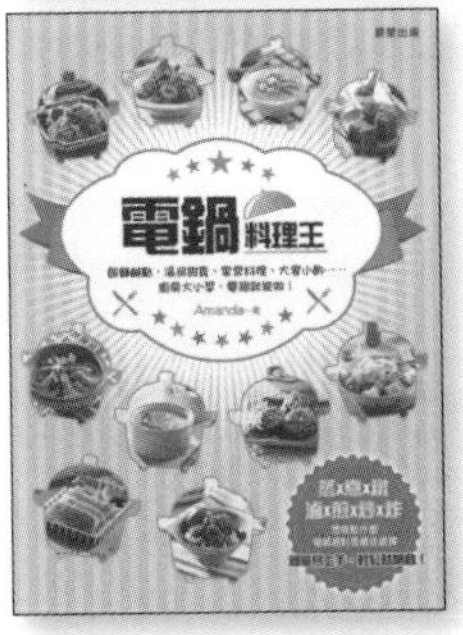

《電鍋料理王》

人氣知名部落客 Amanda◎著／定價299元

只要一鍋在手，想吃什麼就做什麼！
新手老手，通通上手！人人都是「電鍋料理王」

蒸 × 煮 × 燉 × 滷 × 煎 × 炒 × 炸
飯麵鹹點、湯品甜食、家常料理、大宴小酌……
廚房大小菜，電鍋就能做！

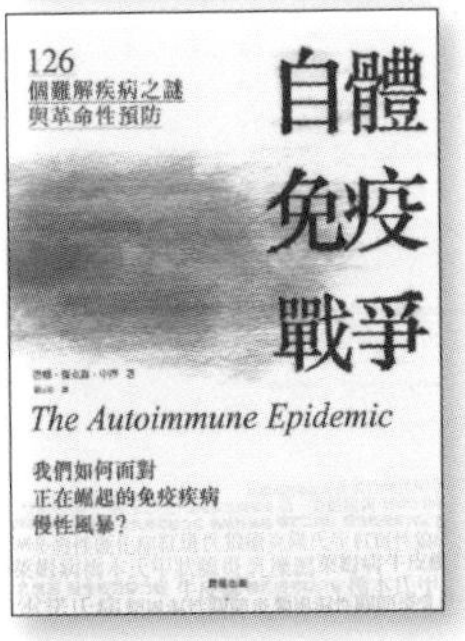

《自體免疫戰爭：126個難解疾病之謎與革命性預防》

唐娜・傑克森・中澤◎著　劉又菘◎譯／定價350元

深入探索時代最大醫學謎團，
重新思考食品、壓力和化學毒害。

全方位説明何謂自體免疫系統疾病，從報導性案例披露、患者生活與治療過程，到醫界、學界的專家建言。

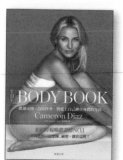

《The Body Book：飢餓法則、力量科學，與愛上自己神奇身體的方法》

卡麥蓉・狄亞、珊卓・巴克◎著　郭珍琪◎譯／定價350元

甜姊兒卡麥蓉・狄亞Cameron Diaz
華文首本健康養生書，教你引・爆・魅・力

卡麥蓉毫不保留的分享個人心得、如何保持健康且充滿活力的實際經驗，同時並教導讀者該如何好好對待照顧自己的身體用！

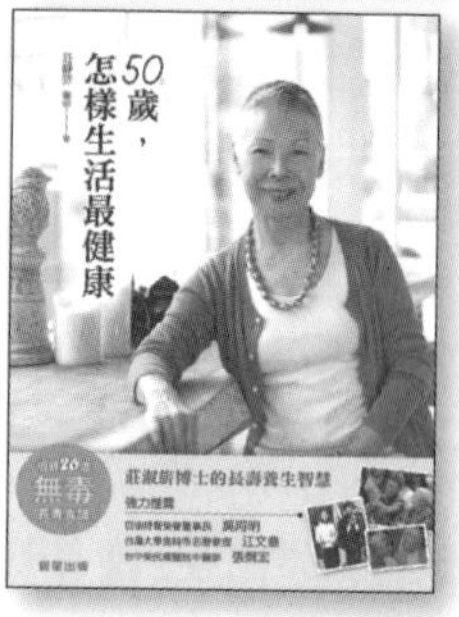

《無50歲，怎樣生活最健康：莊淑旂博士的長壽養生智慧》

莊靜芬◎著／定價299元

照顧自己與長輩都需要的養生智慧

莊靜芬醫師親身實踐母親莊淑旂博士的獨門養生法，越來越年輕，越活越健康！莊家的家傳養生術，誠摯分享給大家。

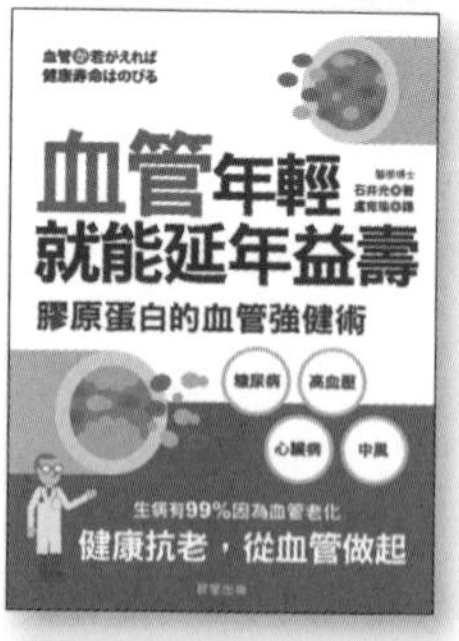

《血管年輕，就能延年益壽：膠原蛋白的血管強健術》

石井光◎著　盧宛瑜◎譯／定價280元

糖尿病、高血壓、心臟病、中風……
生病有99%因為血管老化。

本書作者為日本醫學博士，與讀者分享癌症免疫細胞療法、膠原蛋白對身體各式疾病的預防及治療，讓你血管年輕身體更健康！

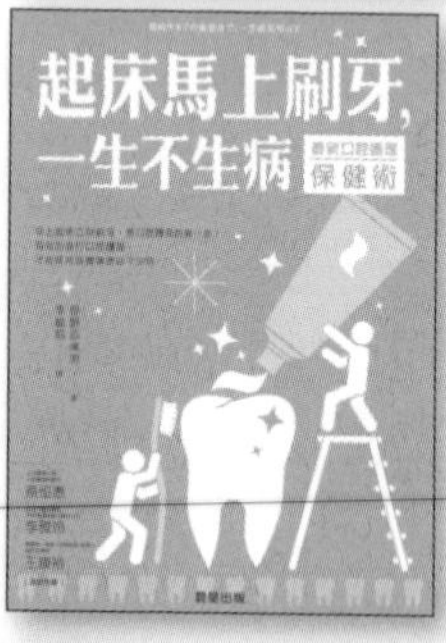

《起床馬上刷牙，一生不生病：最新口腔護理保健術》

長野志津男◎著　李毓昭◎譯／定價250元

口腔絕對攸關全身的健康！

刷牙其實是口腔大掃除！40年經驗的牙醫師告訴你，從牙齒、唾液、口腔肌肉、鼻腔、呼吸等多方面進行的「口腔的基本護理」，讓你遠離口腔疾病，全身更健康！

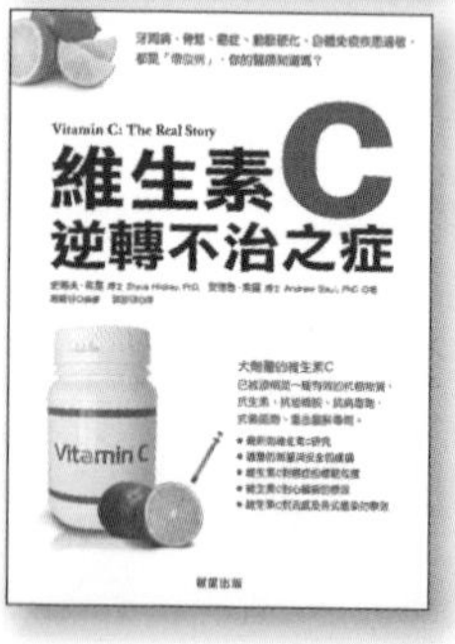

《維生素C：逆轉不治之症》

史蒂夫・希基、安德魯・索爾◎著　郭珍琪◎譯／定價290元

大劑量的維生素C，被證實是一種有效的抗生素。

本書探討各種傳染疾病、一般疾病與維生素C之間的關聯，以及維生素C可以為這些疾病與人體帶來什麼效果。維生素C可以預防、治療與逆轉許多健康問題，並降低高達50%的死亡機率。

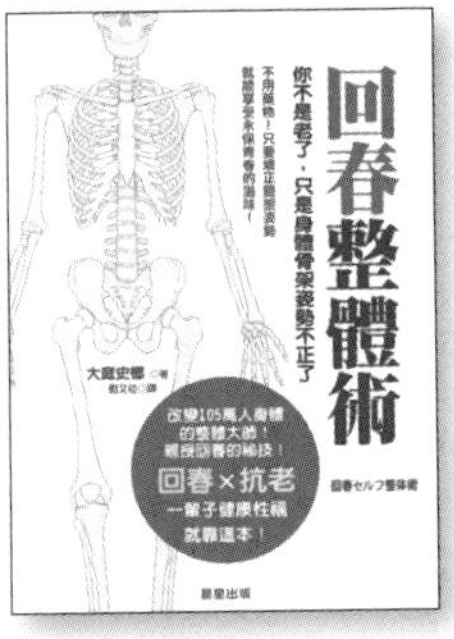

《回春整體術：你不是老了，只是身體骨架姿勢不正了》

大庭史榔◎著　劉又菘◎譯／定價290元

不用藥物！只要矯正體態姿勢，就能享受永保青春的滋味！

從脊椎、腰椎等整體醫學概念的角度，看待性愛的各種問題與現象，可說是市面上相當少見的回春保健書籍。圖解步驟清楚易懂，讀者也可透過本書瞭解自己在性事或老化上的狀況。

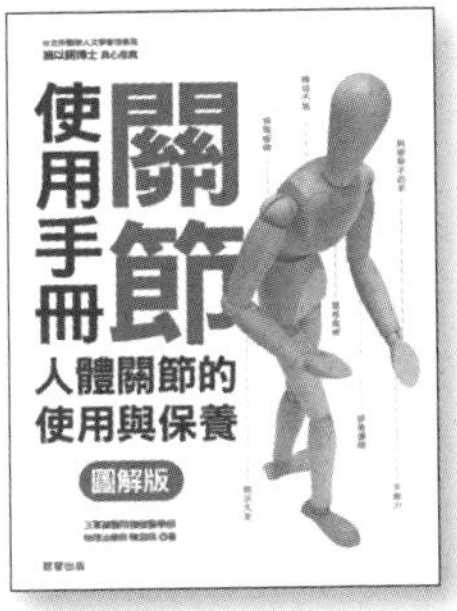

《關節使用手冊：人體關節的使用與保養【圖解版】》

三軍總醫院物理治療部　陳淵琪治療師◎著／定價250元

圖解式的關節保健完全手冊

關節是人體最容易疲累的部分，只要長期不恰當的使用，身體都會發出警訊！本書由專業的物理治療師打造，為你的健康把關，全身性的關節運動，帶領你擺脫擾人的痠痛～

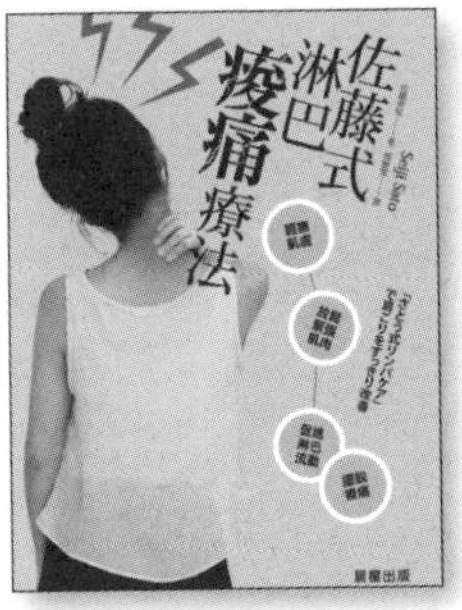

《佐藤式淋巴痠痛療法》

佐藤青兒◎著　郭寶雯◎譯／定價250元

消除身體痠痛的關鍵在於「淋巴」

本書有別其他同類書籍，不強調按摩、伸展等由外施加壓力的方法，而是用對身體最不造成負擔的方式來解決肩頸痠痛，甚至是其他身體問題。書中所提供的方法簡單、圖解清楚，讓讀者可快速直接地掌握肩頸痠痛的原因且解決問題。

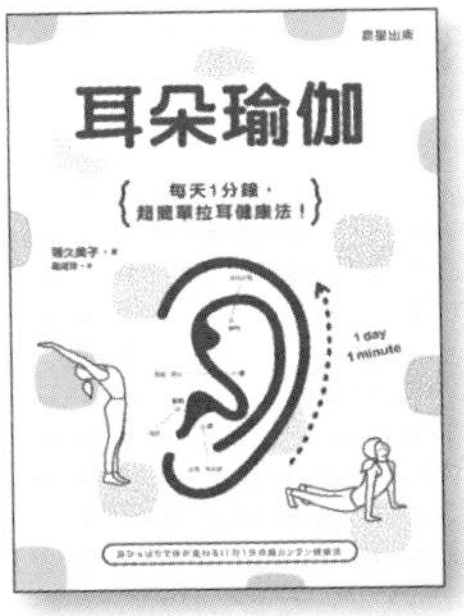

《耳朵瑜伽：每天1分鐘，超簡單拉耳健康法！》

薄久美子◎著　高淑珍◎譯／定價250元

手指按揉耳朵＋身體合理姿勢＝耳朵瑜伽

專家研發兩階段食譜，包含一般性規則通論、大多數飲食中會接觸到的穀物與麩質成分、能吃與絕對不能碰的地雷食物。

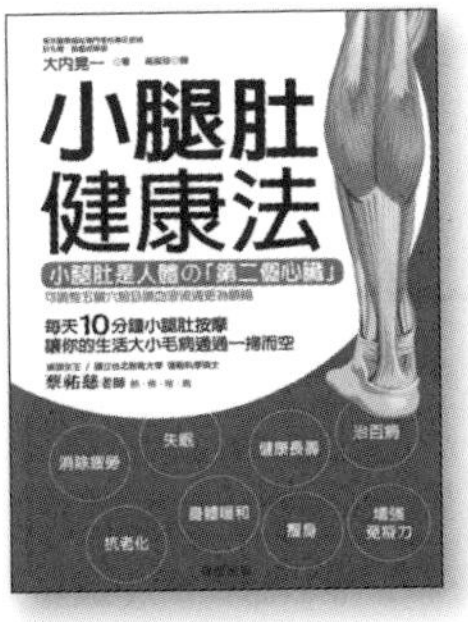

《小腿肚健康法》

大內晃一◎著　高淑珍◎譯／定價250元

小腿肚是人體的「第二個心臟」

與市面上的小腿肚按摩書籍不同，本書結合「飲食、運動、保暖、按摩」四大原則，幫助讀者更快且有效的舒緩身體大小毛病，恢復健康的體態。最適合全家大小一起閱讀的「小腿肚健康法」，從根本治療疾病、澈底擺脫不適。

國家圖書館出版品預行編目資料

靈魂淨化養生法法：運用潛意識療癒身體，擺脫疾病活出健康人生／保羅．亞伯拉罕著；吳威廉譯.——初版.——台中市：晨星，2016.12
面；公分.（健康與飲食；102）

ISBN 978-986-443-041-3（平裝）

1.另類療法 2.養生 3.健康法

411.3　　103026474

健康與飲食 102

靈魂淨化養生法

運用潛意識療癒身體，擺脫極並活出健康人生

作者　保羅．亞伯拉罕博士
編譯　吳威廉
主編　莊雅琦
編輯　曾一鋒
美術編排　林姿秀
封面設計　沈吉娜

創辦人　陳銘民
發行所　晨星出版有限公司
台中市407工業區30路1號
TEL：（04）2359-5820　FAX：（04）2355-0581
E-mail: health119@morningstar.com.tw
http://www.morningstar.com.tw
行政院新聞局局版台業字第2500號
法律顧問　陳思成律師
初版　西元2017年01月15日
劃撥帳號　22326758（晨星出版有限公司）
讀者專線　04-23595819#230

印刷　上好印刷股份有限公司

定價 290 元
ISBN 978-986-443-041-3

Published by Morning Star Publishing Inc.
Printed in Taiwan.

◆讀者回函卡◆

以下資料或許太過繁瑣，但卻是我們了解您的唯一途徑
誠摯期待能與您在下一本書中相逢，讓我們一起從閱讀中尋找樂趣吧！

姓名：＿＿＿＿＿＿＿＿　性別：□男　□女　生日：　／　／

教育程度：□小學 □國中 □高中職 □專科 □大學 □碩士 □博士

職業：□學生 □軍公教 □上班族 □家管 □從商 □其他＿＿＿＿＿＿

月收入：□3萬以下 □4萬左右 □5萬左右 □6萬以上

E-mail：＿＿＿＿＿＿＿＿＿＿　聯絡電話：＿＿＿＿＿＿＿＿

聯絡地址：□□□＿＿＿＿＿＿＿＿＿＿＿＿＿＿＿＿

購買書名：靈魂淨化養生法

・請問您是從何處得知此書？

□書店 □報章雜誌 □電台 □晨星網路書店 □晨星健康養生網 □其他＿＿＿＿

・促使您購買此書的原因？

□封面設計 □欣賞主題 □價格合理 □親友推薦 □內容有趣 □其他＿＿＿＿

・看完此書後，您的感想是？

＿＿＿＿＿＿＿＿＿＿＿＿＿＿＿＿＿＿＿＿＿＿＿＿

・您有興趣了解的問題？（可複選）

□中醫傳統療法 □中醫脈絡調養 □養生飲食 □養生運動 □高血壓 □心臟病

□高血脂 □腸道與大腸癌 □胃與胃癌 □糖尿病 □內分泌 □婦科 □懷孕生產

□乳癌／子宮癌 □肝膽 □腎臟 □泌尿系統 □攝護腺癌 □口腔 □眼耳鼻喉

□皮膚保健 □美容保養 □睡眠問題 □肺部疾病 □氣喘／咳嗽 □肺癌

□小兒科 □腦部疾病 □精神疾病 □外科 □免疫 □神經科 □生活知識

□其他＿＿＿＿＿＿＿＿＿＿＿＿＿＿＿＿＿＿＿＿

□ 同意成為晨星健康養生網會員

以上問題想必耗去您不少心力，為免這份心血白費，請將此回函郵寄回本社或傳真至（04）2359-7123，您的意見是我們改進的動力！

晨星出版有限公司 編輯群，感謝您！